JN064436

ポリエチレングリコール製剤による慢性便秘症治療のストラテジー

編著
木下 芳一
清水 俊明
中島 淳
味村 俊樹

先端医学社

序文

女性や高齢者を中心として慢性の特発性便秘症は有病率の高い疾患でQOLを低下させるだけではなく生命予後も低下させることが明らかとなっている．この疾患に対してわが国では従来から酸化マグネシウム製剤と大腸刺激性下剤をおもに用いて治療がおこなわれてきたが，十分な効果が得られない例や高齢者で腎機能が低下しており副作用が心配で酸化マグネシウム製剤を使用しづらい場合も少なくなかった．この状況に対して新しい作用メカニズムをもつ腸管分泌促進薬や胆汁酸再吸収阻害薬が便秘症の治療薬として開発され臨床使用されるようになってきた．これらの薬剤は強力な効果を有するが，それぞれの患者に合わせた用量調整がむずかしいことが少なくなく下痢が副作用として問題となることもあった．

欧米ではポリエチレングリコール（polyethylene glycol：PEG）製剤が酸化マグネシウム製剤にかわって浸透圧性下剤として長く使用されており，すでにOTC薬としても医師の処方箋なしで使用されている．また，PEG製剤は欧米で最もよく使用される便秘症の治療薬でもある．このPEG製剤がわが国でもモビコール®配合内用剤として慢性便秘症の治療薬として臨床使用が可能となっている．本剤は用量調節のしやすい浸透圧性下剤として広く使用されはじめている．消化器科の医師はPEG製剤を大腸内視鏡検査の前処置用下剤のモビプレップ®配合内服剤として従来から大量に使用しており，その安全性と有効性を十分に認識している．

本書はこのような状況のもとでさまざまな診療科の医師が，さまざまな状況で，さまざまな患者にPEG製剤を安全に，かつ有効に使用するために必要な情報を集めたガイドブックである．記載は慢性便秘症の定義や分類，発症機序にはじまり，診断の方法へとつづいている．治療にあたっては，現在わが国で臨床使用されているさまざまな下剤の選択とともに，PEG製剤の標準的な使用方法や対象症例が解説されている．さらに，小児医療や精神科医療，緩和医療，在宅医療などの場で経験する便秘症に対しても適切な診療の方法が解説されている．

本書はPEG製剤を用いた慢性便秘症の治療方法の解説を基本とする書籍であるが便秘症の全体像が過不足なく記載されているとともに，さまざまな臨床現場で遭遇する特殊な患者の便秘症診療に関する記載も多く，臨床の実践の場で役立つ書籍となっている．読者の先生方に通読していただき便秘症の診療にお役立ていただければ幸いである．

2020年2月

編者を代表して　木下芳一

編者

木下　芳一　社会医療法人製鉄記念広畑病院 院長
清水　俊明　順天堂大学医学部小児科学講座 主任教授
中島　　淳　横浜市立大学大学院医学研究科肝胆膵消化器病学教室 主任教授
味村　俊樹　自治医科大学医学部外科学講座消化器一般移植外科部門 教授

執筆者一覧（執筆順）

千葉　俊美　岩手医科大学口腔医学講座関連医学分野 教授
大草　敏史　順天堂大学大学院医学研究科腸内フローラ研究講座 特任教授
木下　芳一　社会医療法人製鉄記念広畑病院 院長
有吉　隆佑　社会医療法人製鉄記念広畑病院内科
藤垣　誠治　社会医療法人製鉄記念広畑病院内科
永坂　拓也　社会医療法人製鉄記念広畑病院内科
日並　義統　社会医療法人製鉄記念広畑病院 内科担当部長
大内佐智子　社会医療法人製鉄記念広畑病院 内科部長
藤澤　貴史　社会医療法人製鉄記念広畑病院 総合内科部長
金井　隆典　慶應義塾大学医学部消化器内科 教授
原田　洋輔　慶應義塾大学医学部消化器内科 特任助教
筋野　智久　慶應義塾大学医学部消化器内科 専任講師
正岡　建洋　慶應義塾大学医学部消化器内科 専任講師
内藤　裕二　京都府立医科大学大学院医学研究科消化器内科学教室 准教授
髙木　智久　京都府立医科大学大学院医学研究科医療フロンティア展開学 准教授
上野　義隆　広島原爆障害対策協議会健康管理・増進センター 部長
田中　信治　広島大学大学院医歯薬保健学研究科内視鏡医学 教授
穂苅　量太　防衛医科大学校医学教育部医学科内科学講座（消化器内科）教授
中島　　淳　横浜市立大学大学院医学研究科肝胆膵消化器病学教室 主任教授
三澤　　昇　横浜市立大学大学院医学研究科肝胆膵消化器病学教室
吉原　　努　横浜市立大学大学院医学研究科肝胆膵消化器病学教室 助教
芦苅　圭一　横浜市立大学大学院医学研究科肝胆膵消化器病学教室
冬木　晶子　横浜市立大学大学院医学研究科肝胆膵消化器病学教室 助教
日暮　琢磨　横浜市立大学大学院医学研究科肝胆膵消化器病学教室 講師
大久保秀則　横浜市立大学大学院医学研究科肝胆膵消化器病学教室 助教
上野　文昭　大船中央病院 特別顧問
田村　彰朗　兵庫医科大学内科学消化管科 助教
富田　寿彦　兵庫医科大学内科学消化管科・内視鏡センター 准教授

三輪　洋人	兵庫医科大学内科学消化管科 主任教授
羽鳥　麗子	群馬大学医学部附属病院地域医療研究・教育センター 講師
永田　　智	東京女子医科大学小児科 教授・講座主任
勝浦美沙子	東京女子医科大学小児科
権藤茉由子	東京女子医科大学小児科
松島　　誠	医療法人恵仁会松島病院大腸肛門病センター 総院長
黒水　丈次	医療法人恵仁会松島病院大腸肛門病センター 院長
飯島　尚志	医療法人恵仁会松島病院大腸肛門病センター薬剤科 科長
鳥居　　明	鳥居内科クリニック 院長
清水　俊明	順天堂大学医学部小児科学講座 主任教授
味村　俊樹	自治医科大学医学部外科学講座消化器一般移植外科部門 教授
本間　祐子	自治医科大学医学部外科学講座消化器一般移植外科部門 助教
堀江　久永	自治医科大学医学部外科学講座消化器一般移植外科部門 教授
竹屋　　泰	大阪大学大学院医学系研究科老年・総合内科学 講師
高橋　知子	亀田総合病院消化器外科 部長
三浦　伸義	医療法人社団心和会八千代病院 副院長
榊原　隆次	東邦大学医療センター佐倉病院内科学脳神経内科 教授
舘野　冬樹	東邦大学医療センター佐倉病院内科学脳神経内科 講師
相羽　陽介	東邦大学医療センター佐倉病院内科学脳神経内科 助教
大木　　剛	東邦大学医療センター佐倉病院内科学脳神経内科
川邉　清一	東邦大学医療センター佐倉病院内科学脳神経内科
尾形　　剛	東邦大学医療センター佐倉病院内科学脳神経内科
山本　祥暉	東邦大学医学部医学論文ユニット総説コース
大堀　耕資	東邦大学医学部医学論文ユニット総説コース
萩原　聡子	東邦大学医学部医学論文ユニット総説コース
平山　　功	群馬県済生会前橋病院緩和ケア内科 部長
満生　浩司	福岡赤十字病院腎臓内科 部長
岡﨑　啓介	岡崎外科消化器肛門クリニック 院長
中山　佳子	信州大学医学部小児医学教室 准教授
岡田　晋吾	医療社団法人守一会北美原クリニック 理事長

目　次

Part 3 慢性便秘症の診断と治療の考え方
— わが国のガイドラインを中心に —

Part 4 ポリエチレングリコール製剤の特徴と慢性便秘症治療における役割

Part 5 ポリエチレングリコール製剤による慢性便秘症治療の実際

Part 1

慢性便秘症の定義と病態

1 わが国における慢性便秘症の現状
―疫学ならびに予後(心血管疾患)との関連も含め―

はじめに

わが国の慢性便秘症の有病率は2～5%と報告され，便秘の有訴者率は若年層で女性に多く，70歳以上で男女比がほぼ1：1となり，年齢とともに増加している．慢性便秘症はほかの機能性消化管疾患との併存も多く認められている．また，パーキンソン病，多発性硬化症などの神経学的疾患，うつ病などの精神神経疾患は慢性便秘症の原因としても考えられており，慢性便秘症に伴う消化管および消化管外合併症が予後を左右すると考えられ，とくに虚血性心疾患の併発する頻度が対照群と比較して高いことが，慢性便秘症の生命予後が非便秘者と比較して不良である一因と考えられている．

ここでは，慢性便秘症の現状などを概説する．

1. 慢性便秘症の有病率

わが国の便秘の有訴者率は平成28(2016)年度国民生活基礎調査によると男性の24.5(単位：人口千対)，女性の45.7程度が便秘を自覚しており，男性よりも女性に多い傾向を示している．加齢により有訴者率は増加し，若年層では女性に多く，高齢になるにしたがい男性の比率が増加し，70歳以上では男女比がほぼ1：1となっている(**図1**)．

欧米における慢性便秘症の発症率は，人口1,000人につき40人程度とされ，12年間に及ぶ累積発生率は17.4%で，メタアナリシスによると成人におけるglobal prevalence(有病率)は14%で1.9～40.1%と幅広く報告されている[1)～4)]．性差においても，女性と男性の有病率の比率はおよそ2：1と女性に多く，わが国と同様に加齢に伴い有病率の増加が認められ，とくに65歳以上ではいきみや硬便が排便回数の減少よりも問題視されている．家族内発症することもあるが，そのメカニズムに関して研究した報告はなく現時点では未解明である．また，非白人，低収入，施設入居者に有病率が高く，一方で教育年数が長いこと，社会的経済的地位の高い人には有病率が低いと報告されている[5)]．家族歴における検討では，便秘女性の姉妹，娘，母親における有病率はオッズ比で3.8と高率で，慢性便秘症はほかの機能性消化管疾患である胃食道逆流症(gastroesophageal reflux disease：GERD)，過敏性腸症候群(irritable bowel syndrome：IBS)，機能性ディスペプシア(functional dyspepsia：FD)との併存も多く認められている[6)]．

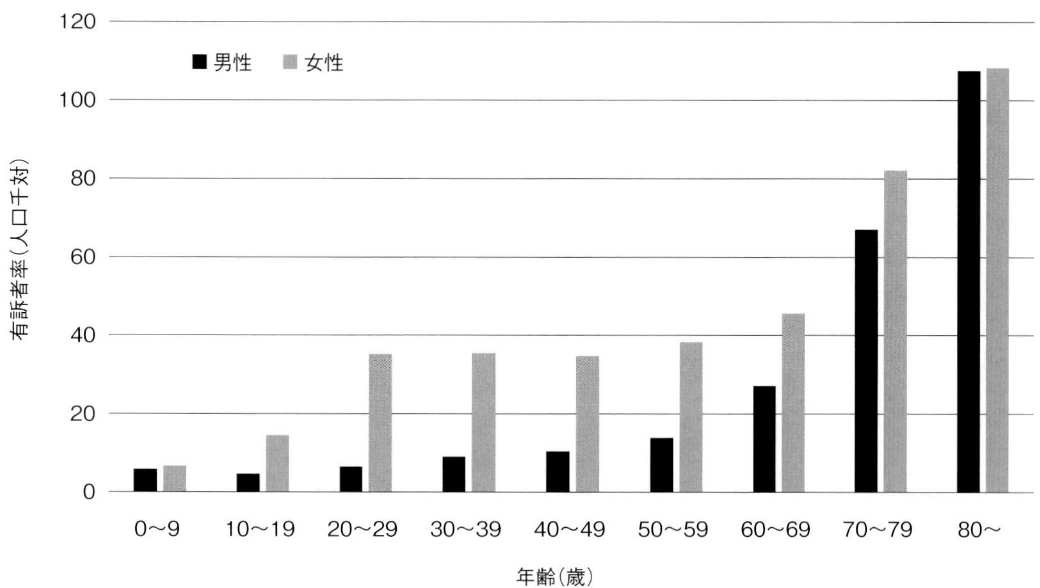

図1 わが国における便秘の有訴者率

わが国の便秘の有訴者率は男性よりも女性に多く加齢により有病率は増加し，若年層では女性に多く，高齢になるにしたがい男性の比率が増加し，70歳以上では男女比がほぼ1：1となっている．

（平成28年度国民生活基礎調査より作成）

2. 慢性便秘症の予後

慢性便秘症の生命予後は非便秘者やほかの機能性消化管疾患と比較して不良であることが報告されており，併存疾患の関与が示唆されているが，詳細については明らかになっていない[7]．さらに，わが国においても便秘症状および下剤を服用している群で死亡率の増加が報告されており，慢性便秘症と合併症・併発症の関与が示唆されている(**図2**)[8]．

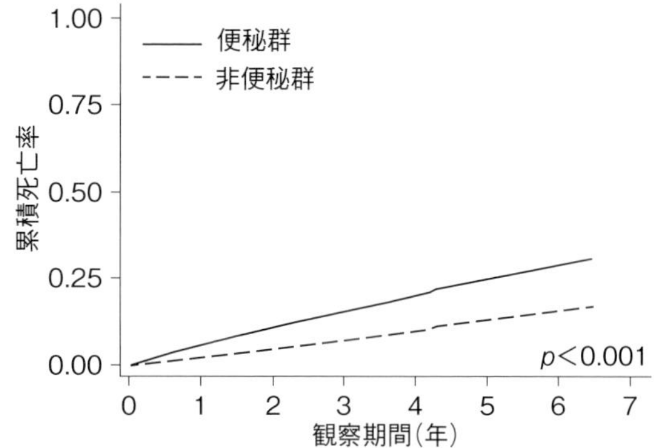

図2 便秘群および非便秘群における死亡率

わが国においても便秘群の死亡率は非便秘群と比較して高率である．

（Sumida K *et al*, 2019[8]より改変引用）

1) 慢性便秘症と心血管疾患

慢性便秘症に心筋梗塞，狭心症などの虚血性心疾患が併発する頻度が対照群(健常群)と比較して高いことが報告されており[9]，とくに閉経後の女性に多く認められている[10]．また，慢性便秘症の重症度が高くなると心血管疾患の発生頻度も増加していることも報告されている(**図3**)．わが国においても，排便回数の減少が心血管疾患による死亡率上昇の危険因子となり得ることが報告され[11]，これらは，慢性便秘症による腸管内の細菌異常増殖(bacterial overgrowth)が慢性炎症を惹起し，免疫賦活状態となることで心血管障害を引

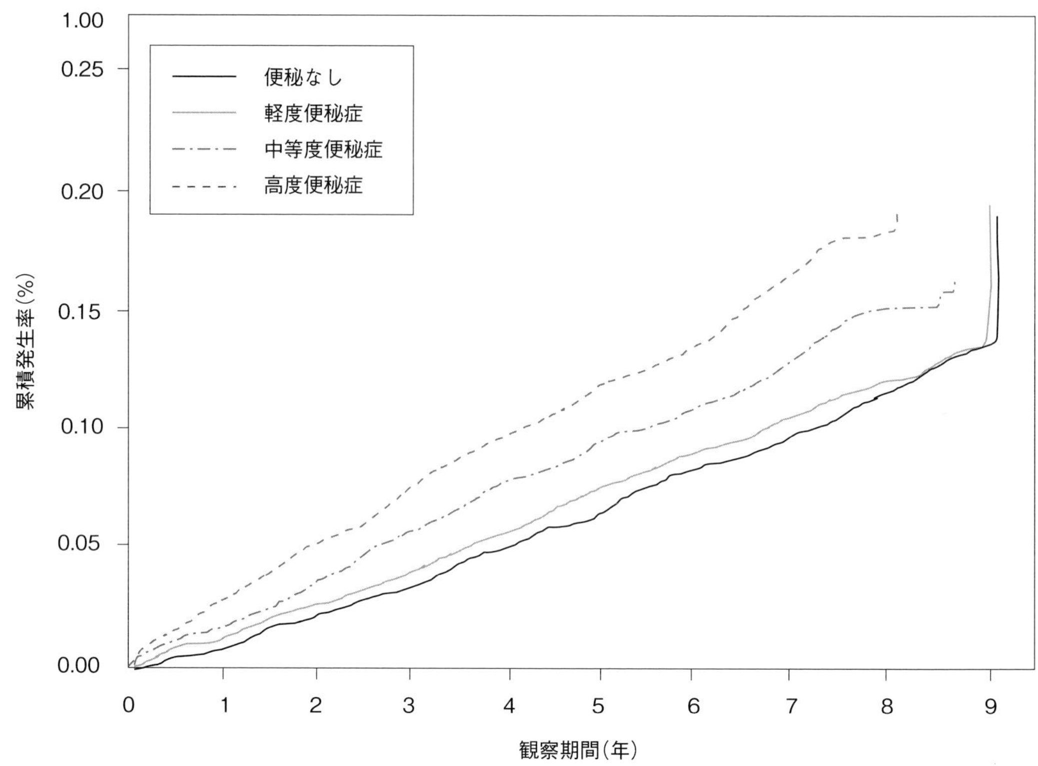

図3　慢性便秘症における心血管イベントの累積発生率

慢性便秘症の重症度が高くなると心血管疾患の発生率も増加している.

(Salmoirago-Blotcher E *et al*, 2011[10]より改変引用)

き起こすことが推測されている.さらに,便秘症状および下剤を服用している群で虚血性心疾患および脳血管疾患の発生率が増加していることが報告され,腸内細菌叢の構成異常(dysbiosis)が背景にあることも示唆されている[8].さらに,高血圧の治療薬であるカルシウム拮抗薬は,消化管平滑筋に作用し消化管運動を低下させることで,便秘を誘発する可能性がある[12].便秘症患者の心血管疾患による死亡率上昇の一因として,便秘症患者の血中セロトニン値が関与している可能性が報告され,セロトニン値の上昇が血管内の血栓形成を促している可能性も示唆されている[13][14].さらに,排便時のいきみが急激な血圧上昇と自律神経の変化をもたらし,バルサルバ試験法に類似した反応が結果として排便失神と関係すると考えられている[15].

2) 慢性便秘症の併存疾患および合併症

慢性便秘症の併存疾患として,糖尿病,甲状腺機能低下症,副甲状腺機能亢進症,慢性腎不全などの内分泌代謝疾患,高カルシウム血症,低カリウム血症および高マグネシウム血症などの電解質異常,多発性硬化症,パーキンソン病,脊髄疾患,認知症などの神経学的疾患,強皮症,皮膚筋炎などの筋疾患,うつ病,人格障害などの精神神経疾患,アレルギー疾患の罹患も便秘と関連している可能性があり,多くの疾患が便秘の原因の一つとなっている.

慢性便秘症における消化管・肛門部合併症として,便失禁,肛門部障害,骨盤臓器脱を呈することがあり,胃腸系障害として,S状結腸軸捻転症,虚血性大腸炎,腸閉塞症,直腸潰瘍,宿便性直腸穿孔,巨大結腸症などの報告が認められている.

消化管外合併症として尿閉，下肢静脈瘤の増悪，誤嚥性肺炎および肝疾患における肝性脳症の増悪などがあげられる．これらの併発症および合併症の程度により慢性便秘症患者の予後が左右されることが考えられている．

3) 慢性便秘症の予後と脳–腸–腸内細菌軸

パーキンソン病の80%に便秘症が認められ，運動症状が発現する10年以上前から認められている．これは，レビー小体の主成分であるα-シヌクレインの蓄積によるα-シヌクレイノパシーが腸管神経系で中枢神経系より先にかなり早い段階で引き起こされていることが消化管運動機能障害を引き起こす要因とされている．この消化管運動機能障害による便秘が，腸管内のdysbiosisを引き起こし腸管透過性に影響を与え，それにより，腸管粘膜下神経叢ではじまったα-シヌクレイノパシーが延髄の迷走神経背側運動核の迷走神経節前線維を介して，上行性に中枢神経系を伝播し大脳皮質へ至るとされており脳–腸–腸内細菌軸(brain-gut-microbiota axis)の関係である[16]．また，多発性硬化症の初期症状として便秘がおよそ50%に認められ，中枢神経組織の脱髄性病変に伴う自律神経障害が消化管運動機能障害を引き起こしていると考えられている[17]．便秘症状がパーキンソン病とともに多発性硬化症の前駆症状としても考えられており，神経疾患によるQOLの低下が慢性便秘症の予後に影響する可能性がある．

おわりに

慢性便秘症の疫学および予後について概説した．慢性便秘症の疫学的特徴をとらえ，重症になると合併症を引き起こす可能性が高くなることなど，疾患の重要性をより周知する必要があると考える．最近では，5-HT_4受容体作動薬であるprucaloprideにおける心血管イベントの発生頻度の検討の報告があるが，ポリエチレングリコール(polyethylene glycol：PEG)製剤と比較して発生頻度に差は認めず，本薬剤における心血管イベントの発生頻度の増加も認められていない[18]．消化管運動に関係する受容体を応用した薬剤の開発が進められており，他臓器疾患に対する影響についてさらに注視していく必要があると考える．

(千葉 俊美)

文献

1) Locke GR 3rd, Pemberton JH, Phillips SF：American Gastroenterological Association Medical Position Statement：guidelines on constipation. *Gastroenterology* **119**：1761-1766, 2000
2) Talley NJ, Weaver AL, Zinsmeister AR *et al*：Onset and disappearance of gastrointestinal symptoms and functional gastrointestinal disorders. *Am J Epidemiol* **136**：165-177, 1992
3) Choung RS, Locke GR 3rd, Schleck CD *et al*：Cumulative incidence of chronic constipation：a population-based study 1988-2003. *Aliment Pharmacol Ther* **26**：1521-1528, 2007
4) Suares NC, Ford AC：Prevalence of, and risk factors for, chronic idiopathic constipation in the community：systematic review and meta-analysis. *Am J Gastroenterol* **106**：1582-1591, 2011
5) Higgins PD, Johanson JF：Epidemiology of constipation in North America：a systematic review. *Am J Gastroenterol* **99**：750-759, 2004
6) Locke GR 3rd, Zinsmeister AR, Fett SL *et al*：Overlap of gastrointestinal symptom complexes in a US community. *Neurogastroenterol Motil* **17**：29-34, 2005
7) Chang JY, Locke GR 3rd, McNally MA *et al*：Impact of functional gastrointestinal disorders on survival in the community. *Am J Gastroenterol* **105**：822-832, 2010
8) Sumida K, Molnar MZ, Potukuchi PK *et al*：Constipation and risk of death and cardiovascular events. *Atherosclerosis* **281**：114-120, 2019
9) Choung RS, Rey E, Richard Locke G 3rd *et al*：Chronic constipation and co-morbidities：a prospective population-based nested case-control study. *United European Gestroenterol J* **4**：142-151, 2016
10) Salmoirago-Blotcher E, Crawford S, Jackson E *et al*：Constipation and risk of cardiovascular disease among postmenopausal women. *Am J Med* **124**：714-723, 2011
11) Honkura K, Tomata Y, Sugiyama K *et al*：Defecation frequency and cardiovascular disease mortality in Japan：The Ohsaki cohort study. *Atherosclerosis* **246**：251-256, 2016
12) Ishiyama Y, Hoshide S, Mizuno H *et al*：Constipation-

induced pressor effects as triggers for cardiovascular events. *J Clin Hypertens* (Greenwich) **21**：421-425, 2019

13) Hara K, Hirowatari Y, Yoshika M *et al*：The ratio of plasma to whole-blood serotonin may be a novel marker of atherosclerotic cardiovascular disease. *J Lab Clin Med* **144**：31-37, 2004

14) Costedio MM, Coates MD, Brooks EM *et al*：Mucosal serotonin signaling is altered in chronic constipation but not in opiate-induced constipation. *Am J Gastroenterol* **105**：1173-1180, 2010

15) Pstras L, Thomaseth K, Waniewski J *et al*：The Valsalva manoeuvre：physiology and clinical examples. *Acta Physiol* (Oxf) **217**：103-119, 2016

16) Mulak A, Bonaz B：Brain-gut-microbiota axis in Parkinson's disease. *World J Gastroenterol* **21**：10609-10620, 2015

17) Almeida MN, Silvernale C, Kuo B *et al*：Bowel symptoms predate the diagnosis among many patients with multiple sclerosis：a 14-year cohort study. *Neurogastroenterol Motil* **31**：e13592, 2019

18) Gilsenan A, Fortuny J, Cainzos-Achirica M *et al*：Cardiovascular safety of prucalopride in patients with chronic constipation：a multinational population-based cohort study. *Drug Saf* **42**：1179-1190, 2019

2　慢性便秘症の定義と分類

はじめに

日本消化器病学会公式サイトの用語集では，『便秘症では排便が数日に1回程度に減少し，排便間隔不規則で便の水分含有量が低下している状態(硬便)を指しますが，明確な定義があるわけではありません．排便習慣は個人差が大きく，毎日排便があっても硬便や排便困難を感じる場合もあるし，排便が2～3日に1回で，便が硬くても軟らかくても何の苦痛感を感じない場合もあります．問題となるのは排便困難や腹部膨満感など症状を伴う便通異常＝「便秘症」です』としている．このように，曖昧で明解に書いてないところに便秘の定義のむずかしさがにじみ出ている．すなわち，統一された定義がないのが現状で，1週間に1回の排便でも，何の苦痛感を感じなければ便秘ではなく，たとえ毎日排便があってもつねに残便感があれば便秘であるということである．

この難解な「便秘」に真正面から取り組もうと，2014年に，委員長三輪洋人教授，事務局長中島淳教授と著者が代表ということで，消化管のエキスパートの先生方を網羅して消化器病学会附置研究会「慢性便秘の診断・治療研究会」が発足した．そして，諸先生方の叡智と努力を結集して，2017年に『慢性便秘症診療ガイドライン2017』[1)]が刊行された．

ここでは，そのガイドラインをもとに慢性便秘の定義と分類について詳述する．

1.　慢性便秘の定義

『慢性便秘症診療ガイドライン2017』では，便秘を「本来体外に排出すべき糞便を十分量かつ快適に排出できない状態」と定義し，「便秘」とは「症状名」でもなければ「疾患名」でもなく，「排便回数や排便量が少ないために糞便が大腸内に滞った状態」または「直腸内にある糞便を快適に排出できない状態」を表す「状態名」であるとしている[1)]．この定義については「そもそも糞便の存在する腸管は体外ではないか」や「十分量の定義も曖昧であり，快適の判断も主観的」といった批判も多いところである．それでは，欧米での定義はどうなのかということで，**表1**にまとめてみた．International Foundation for Functional Gastrointestinal Disorders(IFFGD)のホームページによると便秘とは「少ない排便回数(週3回未満)，困難な排便，不完全な排便，または小さい便または硬便の排便」であるとしているが，その前書きで，広く認められた定義はないと述べている．さらにその用語集には「排便回数の減少，または硬便，排便困難，痛みを伴う排便」と記載されている．米国消

表1　慢性便秘の定義

発表年	定義	著者，学会・組織名
2012	少ない排便回数（週3回未満），困難な排便，不完全な排便，または小さい便または硬便の排便	International Foundation for Functional Gastrointestinal Disorders
2013	便秘は排便困難や少ない排便回数，硬便，または残便感といった腸の症状によって定義される症候群	米国消化器病学会
2014	便秘は不満足な排便という症状で定義される．それは，少ない排便回数と排便困難感，またはそれら両方によって特徴付けられる．	American College of Gastroenterology
2016	機能性便秘は，排便困難，少ない排便回数，または不完全な排便である．	Rome Foundation Rome IV
2017	本来体外に排出すべき糞便を十分量かつ快適に排出できない状態	日本消化器病学会関連研究会 慢性便秘の診断・治療研究会

化器病学会（American Gastroenterological Association：AGA）のテクニカルレビュー[2]によると，「便秘は排便困難や少ない排便回数，硬便，または残便感といった腸の症状によって定義される症候群」と定義している．さらに，American College of Gastroenterology（ACG）[3]によると「便秘は不満足な排便という症状で定義される．それは，少ない排便回数と排便困難感，またはそれら両方によって特徴付けられる」としている．Rome Foundation の Rome Ⅳ[4]によると「機能性便秘は，排便困難，少ない排便回数，または不完全な排便である」としている．さらにつづけて，「機能性便秘は過敏性腸症候群（irritable bowel syndrome：IBS）基準を満たすべきではないが，腹痛および/または腹部膨満がしても主症状でなければ機能性便秘としてよい．症状の発症は診断の少なくとも6ヵ月前，症状は過去3ヵ月間に存在すること」と述べている．

以上のように，便秘の定義の文面はさまざまであり統一されたものはなく，かつ定義をすること自体が困難であるのが実状である．あえて，大枠のコンセンサスをまとめると，「排便回数の減少，かつ，または排便困難感を呈する疾患」（**図1**）ということになる．排便困難感とは残便感，排便痛，腹部膨満感，腹痛や硬便などであり，われわれの

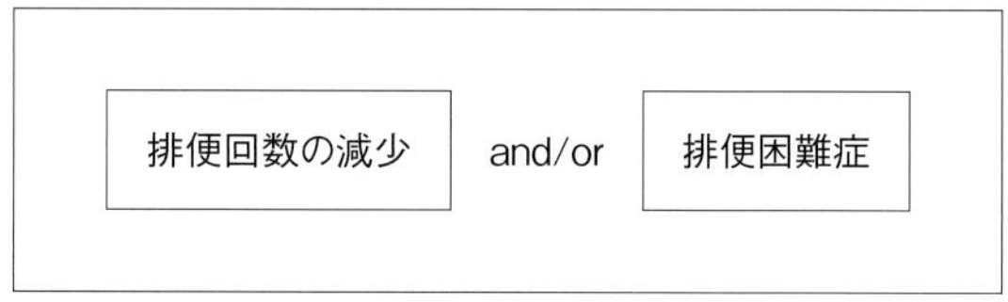

排便回数の減少	and/or	排便困難症

図1　便秘の定義

『慢性便秘症診療ガイドライン 2017』での「本来体外に排出すべき糞便を十分量かつ快適に排出できない状態」という定義もこの2要素を含んでいる点で必要条件は満たしていると思われる．

2.　慢性便秘の分類

慢性便秘の分類として，原因不明の原発性（特発性）と原因が特定できる続発性（二次性）や，器質性，機能性，症候性，薬剤性といった分類がある．機能性便秘は，さらに弛緩性，痙攣性，直腸性便秘と分類されている[5]．弛緩性便秘は腸管の緊張や運動の低下で，大腸での通過時間が延びることによって起こり，痙攣性便秘は，左側の大腸の緊張が強すぎて，かえって大腸内容物の推進がブロックされることによって起こるとされ，便秘型のIBSが代表的な疾患である．さらに，直腸性便秘は直腸内に入ってきた便をうまく排出できない状態とされる．この機能性便秘の分類は，症状

から類推するもので客観的な指標がなく曖昧さを伴っていた．最近になり，消化管シンチグラフィー法，放射線不透過マーカー法（SITZMARKS®）などの腸管機能検査法の進歩により，腸管通過時間が測定できるようになってから，いまでは，この分類は世界的には用いられなくなっている．

すなわち，大腸通過時間検査によって，結腸通過時間正常型便秘（normal transit type），結腸通過時間遅延型便秘（slow transit constipation type），便排出障害型便秘（outlet obstruction type）に分けるのが主流となっている（**図2**）．これらの頻度は欧米では結腸通過時間正常型便秘が59%と過半数であり，ついで便排出障害型が25%，結腸通過時間遅延型便秘が13%と報告されている[6]．結腸通過時間の測定には消化管シンチグラフィーや放射線不透過マーカー法などがあるが，SITZMARKS®が簡便であり，3日以下で，マーカーの80%以上が排泄されるのが正常とされる．また，便排出障害型の診断には，CT検査で直腸便残留を認めることが重要であり，排便造影検査，直腸肛門内圧測定法やバルーン排出試験などがおこなわれる．直腸肛門内圧測定法やバルーン排出試験はヒルシュスプルング病や骨盤底協調運動障害などの特定に有用である．排便造影検査は腸重積症や直腸瘤などの解剖学的病因の診断に使われる．

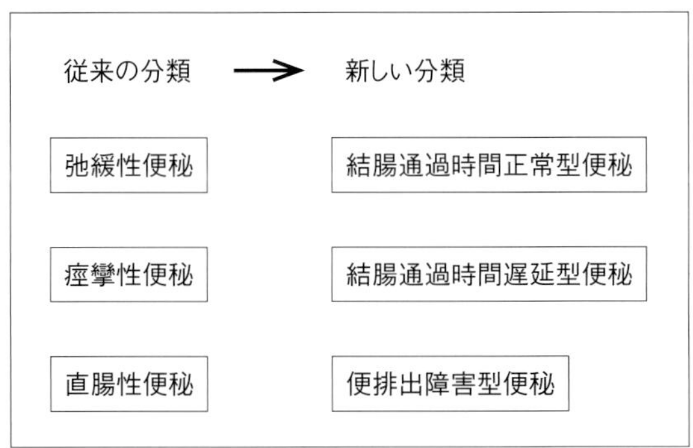

図2　機能性便秘の新分類

『慢性便秘症診療ガイドライン2017』でもこの分類に準じて慢性便秘（症）の分類表（**表2**）が作成された[1]．以下にその分類の説明を略記する．

1）器質性便秘

大腸の形態的変化を伴う便秘．

A．狭窄性

狭窄によって糞便の通過が物理的に障害されることによって生じる便秘．原因として腫瘍性疾患（大腸がん，腹腔内腫瘍による壁外性圧迫など）と非腫瘍性疾患（クローン病，虚血性大腸炎など）がある．

B．非狭窄性

狭窄はないが，大腸の形態的変化によって生じる便秘．

①排便回数減少型（infrequent bowel motions）

大腸が慢性的に著明な拡張を呈し，糞便の大腸通過が遅延して排便回数や排便量が減少する便秘．原因として巨大結腸症などがある．

②排便困難型（evacuation difficulty）＝器質性便排出障害（structural defecation disorder）

直腸の形態的変化に伴って，直腸にある糞便を十分量かつ快適に排出できないために，排便困難や不完全排便による残便感を生じる便秘．原因として直腸瘤，直腸重積，巨大直腸症，小腸瘤，S状結腸瘤などがある．

2）機能性便秘

大腸の形態的変化を伴わない便秘．

A．排便回数減少型（infrequent bowel motions）

排便回数や排便量が減少して，結腸に便が過剰に貯留するために腹部膨満感や腹痛などの症状を生じる便秘．結腸内での糞便の停滞時間が長いため硬便化して，硬便による排便困難を生じる場合もある．大腸通過時間検査によって，大腸通過遅延型と大腸通過正常型に分類される．

①大腸通過遅延型（slow transit constipation：STC）

表2　慢性便秘(症)の分類

<table>
<tr><th colspan="2">原因分類</th><th>症状分類</th><th>分類・診断のための検査方法</th><th>専門的検査による病態分類</th><th>原因となる病態・疾患</th></tr>
<tr><td rowspan="3">器質性</td><td>狭窄性</td><td></td><td>大腸内視鏡検査，注腸X線検査など</td><td></td><td>大腸がん，クローン病，虚血性大腸炎など</td></tr>
<tr><td rowspan="2">非狭窄性</td><td>排便回数減少型</td><td>腹部X線検査，注腸X線検査など</td><td></td><td>巨大結腸など</td></tr>
<tr><td>排便困難型</td><td>排便造影検査など</td><td>器質性便排出障害</td><td>直腸瘤，直腸重積，巨大直腸，小腸瘤，S状結腸瘤など</td></tr>
<tr><td colspan="2" rowspan="4">機能性</td><td rowspan="2">排便回数減少型</td><td rowspan="2">大腸通過時間検査など</td><td>大腸通過遅延型</td><td>特発性
症候性：代謝・内分泌疾患，神経・筋疾患，膠原病，便秘型過敏性腸症候群など
薬剤性：向精神薬，抗コリン薬，オピオイド系薬など</td></tr>
<tr><td rowspan="2">大腸通過正常型</td><td>経口摂取不足(食物繊維摂取不足を含む)
大腸通過時間検査での偽陰性など</td></tr>
<tr><td rowspan="2">排便困難型</td><td>大腸通過時間検査，排便造影検査など</td><td>硬便による排便困難・残便感
(便秘型過敏性腸症候群など)</td></tr>
<tr><td>排便造影検査など</td><td>機能性便排出障害</td><td>骨盤底筋協調運動障害
腹圧(怒責力)低下
直腸感覚低下
直腸収縮力低下など</td></tr>
</table>

・慢性便秘(症)は，大腸がんなどによる器質性・狭窄性の原因を鑑別した後，症状のみによって，排便回数減少型と排便困難型に分類する.
・排便回数減少型において排便回数を厳密に定義する必要がある場合は，週に3回未満であるが，日常臨床では，その数値はあくまで目安であり，排便回数や排便量が少ないために結腸に便が過剰に貯留して腹部膨満感や腹痛などの便秘症状が生じていると思われる場合は，週に3回以上の排便回数でも排便回数減少型に分類してよい.
・排便困難型は，排便回数や排便量が十分あるにもかかわらず，排便時に直腸内の糞便を十分量かつ快適に排出できず，排便困難や不完全排便による残便感を生じる便秘である.
・さらに必要に応じて，大腸通過時間検査や排便造影検査などの専門的検査によって，排便回数減少型は大腸通過遅延型と大腸通過正常型に，排便困難型は「硬便による排便困難」と便排出障害(軟便でも排便困難)に病態分類し，便排出障害はさらに器質性と機能性に分類する.
・複数の病態をあわせもつ症例も存在することに留意する必要がある.

(慢性便秘症診療ガイドライン2017[1]より改変引用)

大腸が糞便を輸送する能力が低下しているために排便回数や排便量が減少する便秘．原因として，特発性(原因不明)，症候性，薬剤性などがある．大腸通過時間検査で大腸の輸送能が低下していることで診断する.

②大腸通過正常型(normal transit constipation：NTC)

大腸が糞便を輸送する能力が正常にもかかわらず排便回数や排便量が減少する便秘．原因として，糞便のもととなる食事摂取量や食物繊維などが少ないために糞便量が減って排便回数が減少し，硬便のために排便困難などの便秘症状を呈する状態があげられる.

B．排便困難型(evacuation difficulty)

排便時に直腸内の糞便を十分量かつ快適に排出できず，排便困難や不完全排便による残便感を生じる便秘.

①NTC

排便回数や排便量が減少していないにもかかわらず便が硬く，硬便のために排便困難や過度の怒責を生じる便秘．原因として，便秘型過敏性腸症候群などがある．排便造影検査を施行すれば疑似便を迅速かつ完全に排出できる点が特徴である．

②機能性便排出障害（functional defecation disorder）

機能的な病態によって，直腸にある糞便を十分量かつ快適に排出できない便排出障害のために，排便困難や不完全排便による残便感を生じる便秘．原因として骨盤底筋協調運動障害，腹圧（怒責力）低下，直腸感覚低下，直腸収縮力低下などがある．排便造影検査やバルーン排出検査などで診断され，軟便でも排便困難や不完全排便を生じる便排出障害であり，機能的病態が原因であるため機能性便排出障害とよばれる．

おわりに

代表的な教科書である朝倉書店『内科学』の2007年第9版では，機能性便秘は弛緩性，痙攣性，直腸性便秘と分類されていたが[5)]，2013年の第10版から，さらに2017年の第11版でも結腸通過時間正常型，結腸通過時間遅延型，便排出障害型の新分類に代わっている．しかし，わが国では診断に必須の大腸機能検査はすべて保険適用ではなく，専門的施設で研究用として施行されているにすぎない．したがって，実地臨床の場でこの新分類が適応できていないのが現状である．日本神経消化器病学会を中心としてSITZMARKS®などの大腸機能検査法の保険収載が申請中と聞いているが，是非とも早急に認可されるように祈念している．

（大草 敏史）

文　献

1) 慢性便秘症診療ガイドライン 2017，日本消化器病学会関連研究会，慢性便秘の診断・治療研究会編，南江堂，東京，2017
2) Bharucha AE, Pemberton JH, Locke GR 3rd：American Gastroenterological Association technical review on constipation. *Gastroenterology* **144**：218-238, 2013
3) Ford AC, Moayyedi P, Lacy BE *et al*：American College of Gastroenterology monograph on the management of irritable bowel syndrome and chronic idiopathic constipation. *Am J Gastroenterol* **109**(Suppl 1)：S2-S26, 2014
4) Lacy BE, Mearin F, Chang L *et al*：Bowel disorders *Gastroenterology* **150**：1393-1407, 2016
5) 松橋信行：2-11 便秘．内科学第9版，杉本恒明，矢崎義雄編，朝倉書店，東京，2007，pp80-81
6) Lembo A, Camilleri M：Chronic constipation. *N Engl J Med* **349**：1360-1368, 2003

Part 2

慢性便秘症の原因と病態生理

1　慢性便秘症の原因と病態

はじめに

慢性便秘症は大腸がんなどの器質的な腸管の異常に起因する器質性便秘と器質的な異常を有さない機能性便秘に分けることができる．機能性便秘はさらにパーキンソン病や甲状腺機能低下症などの便秘症を併発しやすい疾患に伴う二次性便秘，薬剤の作用に伴う薬剤性便秘，はっきりとした原因が同定できない特発性便秘に分類することが可能である．特発性慢性便秘は大腸通過遅延型，大腸通過正常型，機能性便排出障害の３タイプにさらに分類される[1)]．

ここでは，機能性便秘を中心に便秘の原因と病態に関して解説をおこなう．

1.　大腸の機能

大腸は１日に1.5 *l* 程度の水分を小腸から受け取り水分の再吸収をおこなって１日に200 m*l* 程度の水分を便として排泄している．大腸粘膜からの水分の再吸収はおもにナトリウムのactive transportとそれにつづく水分の移動によりおこなわれている[2)]．一方，大腸粘膜から腸管内腔への水分の分泌はおもにcystic fibrosis transmembrane conductance regulator（CFTR）などのCl-channelに依存しているが生理的状態での水分分泌活性は低いため大腸内ではその通過時間に依存して水分の再吸収超過となり便は自然と固くなる．

大腸の運動としては非伝播性のくり返し収縮運動がみられ，この運動は内容物を撹拌し水分の再吸収を助けていると考えられる．内容物を輸送するための伝播性収縮運動としては腸管の一部に限定した蠕動性収縮もみられるが，大腸内輸送をになうおもな収縮運動は大蠕動やhigh amplitude propagated contractions（HAPCs）とよばれる上行結腸からＳ状結腸へとつづく強い伝播性の収縮運動であると考えられている．大腸の収縮運動は睡眠時には抑制されており，朝起床するとその後にHAPCsが起こり排便がつづくことが多い．HAPCsは飲食によっても出現しやすくなることが報告されている．伝播性収縮運動の発現機序は完全には明らかとなっているわけではないが腸管粘膜に存在するenterochromaffin細胞が腸管内腔の内容物の刺激を受けてセロトニンを分泌し，これが腸管内神経叢を介して口側ではアセチルコリンを介して腸管平滑筋の収縮を，肛門側では一酸化窒素（nitric oxide：NO）などの抑制系のニューロトランスミッターを介して平滑筋収縮の抑制をおこし，その結果内容物が肛門側へ輸送されることになると考えられている[2)]．

2. 排便の機序

排便には，直腸内に便が入り込むこと，直腸内に便が入り込めばそれがわかること，直腸内容物を肛門へ押し出せること，肛門括約筋を含む骨盤底筋群を適切に弛緩させることが可能であること，の4つの要素が必要となる[3]．

直腸内に便が存在しない場合の安静時肛門管内圧の70%は不随意筋である平滑筋で構成された内肛門括約筋が，30%は随意筋である横紋筋で構成された外肛門括約筋がになっている．さらに直腸下端部を馬蹄形に取り囲む恥骨直腸筋が肛門管と直腸に角度をつけ直腸内に便が貯留しやすい形態を維持している．HAPCsに伴って便が直腸内に侵入して直腸壁を伸展すると腸管内神経叢を介した反射によって内肛門括約筋の弛緩が起こる．このときに便意を感じ，状況が適切であれば外肛門括約筋と恥骨直腸筋を弛緩させ肛門管内圧をさらに低下させるとともに直腸と肛門管の角度を直線化する．さらに，息を止めて横隔膜，腹壁，直腸を収縮させ直腸内容物を体外に押し出す．

3. 便秘の原因

これらの大腸機能，排便機能に障害が起こり排出するべき大腸内容物を適切に排出できず，さまざまな不快な症状が出現する状態が便秘となる．

便秘は器質性便秘と機能性便秘に分類される．器質性便秘は大腸がんなどで腸管内腔の狭窄が起こり便の通過が障害されるために大腸内停滞時間が延長して水分の吸収が進み，便が硬化することによって起こる狭窄性便秘と，巨大結腸症などで狭窄はないが便の通過時間が延長することで起こる非狭窄性便秘に分類される．器質性便秘の原因は大腸通過時間の延長による便の硬化が重要な役割を有している．また，直腸や骨盤底筋群に直腸瘤などの器質性疾患が存在すれば排便機能に障害が起こり便秘が発症しうる．

さまざまな疾患や病態が原因となる二次性便秘には，脊髄疾患やパーキンソン病などで腸管や骨盤底筋群の神経系を介するコントロールに異常が起こるために発症する便秘，低カリウム血症や筋肉疾患など腸管平滑筋や骨盤底筋群を構成する横紋筋の収縮運動に異常が起こる便秘など多くのものが知られている．これらの二次性便秘でも大腸通過時間の延長や排便機能障害が便秘の原因としてあげられる．

薬剤の使用が原因となる薬剤性便秘も患者数が多い便秘である．抗コリン作用を有する薬剤，カルシウム拮抗薬，麻薬系鎮痛薬，アルミニウムを含む薬剤，鉄内服薬，など多種の薬剤が便秘の原因となるが，これらの薬剤も腸管通過時間を延長させることで便を硬くし便秘の原因となる場合が多いことがわかっている．

このように器質性便秘，二次性便秘，薬剤性便秘は原因と病態が明らかとなっているが，これらとは異なって明確な原因が明らかではない便秘症を特発性便秘として分類している．

4. 特発性便秘

特発性便秘は器質性疾患や全身性疾患がないにもかかわらず発症する最も一般的な便秘であり原因は明確ではないが，想定される病態にもとづいて大腸通過遅延型，大腸通過正常型，機能性便排出障害の3タイプに分類されている．

1）大腸通過遅延型

大腸通過遅延型は大腸内の内容物の移動時間が延長しており，このために腸管内に便が大量に長時間貯留し硬便となる．特発性便秘患者のなかでは少ない種類の便秘症であると報告されている．排便回数は減少し1週間に1回以下のことが多く，若い女性に多いタイプの便秘である．腹満や腹部不快感を伴いやすい．大腸通過時間を測定すると延長しており，HAPCsは減少していることが報告されておりHAPCsの減少が大腸通過時間の延長と関係していると考えられている[4]．大腸通過遅延型の便秘の原因を明らかにするためにさまざまな病理組織学的，組織化学的な検討がおこなわれている．これらの検討の結果，過去に報告されている異常はカハールの介在細胞の減少[5]，筋間神経節細胞の減少，腸管神経叢の細胞のアポトーシスの増加[6]，マスト細胞などの炎症関連細胞の浸潤数の増加[7]，平滑筋細胞の傷害[8)9]，神経伝達物質とその関連物質(アセチルコリン，ペプチドYY，セロトニン，血管作動性腸管ポリペプチド，galanin，サブスタンスP，神経ペプチドY，タキキニン，エンケファリン，ニューロテンシン，一酸化窒素合成酵素，c-kit mRNAとc-kit蛋白)の異常[10)〜12]，コリン作動性神経の減少とnon-cholinergic non-adrenergic inhibitory neuronの増加，神経内分泌細胞の異常[13]など腸管の運動とその制御に関係すると考えられる神経と筋組織に及んでいる．ただし，これらの検討は大腸切除組織を材料として検討したものが多く，対象症例が重症例に限られ症例数も10例前後の少数例の検討にもとづくものが多いため，得られた検討成績を一般化できるかどうか不明な点が多い．さらに，カハールの介在細胞や腸管神経細胞の減少のように，異なった研究者によっておこなわれた検討結果が一致しているものもあるが，報告者間の検討結果の整合性が十分でないものもある[14]．ただ腸管神経細胞の減少，神経伝達不全，平滑筋細胞の異常は正常な腸管の運動に障害を起こし大腸通過遅延型の便秘の原因となりうるものとして注目されている．

これらの腸管神経細胞，平滑筋細胞の傷害の原因として各種の神経成長因子やグリアの成長因子など増殖因子の減少に伴う変性やアポトーシス，腸管神経細胞へのウイルスや細菌の感染に伴う傷害，自己免疫機序による神経筋傷害などが想定されている[15]．

これらの腸管神経細胞，筋組織の傷害に加えて腸内細菌として*Methanobrevibacter smithii*などのメタン産生菌を多く有し，呼気テストでメタン排出量が多い例では大腸通過時間が長いことが報告されている．このため腸内細菌叢の異常，とくにメタン産生菌にも便秘の原因として注目が集まっている[16]．

ただ，便秘の病因，病態に関する研究はまだ十分ではなく今後の更なる検討が必要であると考えられる．

2）大腸通過正常型

大腸通過正常型の便秘は最も多いタイプの便秘であるが，このタイプの便秘の起こる機序に関してはよくわかっていない．本タイプの便秘患者は硬便や排便困難感，腹部膨満感，腹痛などの便秘症に関連した症状を訴えるが，大腸通過時間は延長していない．このタイプの便秘は腹部症状が強く過敏性腸症候群(irritable bowel syndrome：IBS)の便秘と分類できる場合もある．食物繊維を摂取することで便秘症状が解消することも多く，一般的な浸透圧性下剤が有効なことも多いと報告されている．食物繊維欠乏性便秘症とよばれることもある[17]．

3）機能性便排出障害

機能性便排出障害は最も一般的な特発性便秘の原因であると考えられている．原因は明確ではないが不適切な排便習慣などが原因となる後天性の疾患であると推定されている．機能性便排出障害では肛門括約筋，骨盤底筋群，腹壁の筋肉の排便時の協調運動が障害されており，さらに直腸の伸展知覚の低下を伴うことが多い[18]．排便時の奇異な肛門の収縮運動や弛緩障害，直腸や腹壁筋による便排出力の低下が便秘のおもな原因であると考えられており，大腸通過の遅延を伴うこともあると報告されている．バルーン排泄テストや排便造影検査で便の排出障害を同定することができる．

おわりに

慢性便秘症は器質性便秘，薬剤性便秘，続発性便秘と特発性便秘に分類され，さらに特発性便秘は大腸通過遅延型，大腸通過正常型，機能性便排出障害の3タイプに分類される．これらの異なった種類の便秘では異なった原因，病態が想定されている．器質性便秘，薬剤性便秘，続発性便秘では原因と病態は理解しやすいが，それ以外の特発性便秘では原因が必ずしも明確にはなっていない．特発性便秘のタイプごとの病因，病態の検討がおこなわれており今後，明確な病因，病態が明らかとされることが期待される．

（木下 芳一／有吉 隆佑／藤垣 誠治／永坂 拓也／日並 義統／大内 佐智子／藤澤 貴史）

文　献

1）第1章2．慢性便秘(症)の分類．慢性便秘症診療ガイドライン2017，日本消化器病学会関連研究会，慢性便秘の診断・治療研究会編，南江堂，東京，2017，pp3-5
2）Andrews CN, Storr M：The pathophysiology of chronic constipation. *Can J Gastroenterol* **25**(Suppl B)：16B-21B, 2011
3）Bharucha AE：Pelvic floor：anatomy and function. *Neurogastroenterol Motil* **18**：507-519, 2006
4）Dinning PG, Smith TK, Scott SM：Pathophysiology of colonic causes of chronic constipation. *Neurogastroenterol Motil* **21**(Suppl 2)：20-30, 2009
5）Wedel T, Spiegler J, Soellner S *et al*：Enteric nerves and interstitial cells of Cajal are altered in patients with slow-transit constipation and megacolon. *Gastroenterology* **123**：1459-1467, 2002
6）Bassotti G, Villanacci V：Slow transit constipation：a functional disorder becomes an enteric neuropathy. *World J Gastroenterol* **12**：4609-4613, 2006
7）Bassotti G, Villanacci V, Nascimbeni R *et al*：Colonic mast cells in controls and slow transit constipation patients. *Aliment Pharmacol Ther* **34**：92-99, 2011
8）Chan OT, Chiles L, Levy M *et al*：Smoothelin expression in the gastrointestinal tract：implication in colonic inertia. *Appl Immunohistochem Mol Morphol* **21**：452-459, 2013
9）Wedel T, Van Eys GJ, Waltregny D *et al*：Novel smooth muscle markers reveal abnormalities of the intestinal musculature in severe colorectal motility disorders. *Neurogastroenterol Motil* **18**：526-538, 2006
10）Tzavella K, Riepl RL, Klauser AG *et al*：Decreased substance P levels in rectal biopsies from patients with slow transit constipation. *Eur J Gastroenterol Hepatol* **8**：1207-1211, 1996
11）Sjölund K, Fasth S, Ekman R *et al*：Neuropeptides in idiopathic chronic constipation(slow transit constipation). *Neurogastroenterol Motil* **9**：143-150, 1997
12）Faussone-Pellegrini MS, Infantino A, Matini P *et al*：Neuronal anomalies and normal muscle morphology at the hypomotile ileocecocolonic region of patients affected by idiopathic chronic constipation. *Histol Histopathol* **14**：1119-1132, 1999
13）Kobayashi A, Yokota H, Kobayashi H *et al*：Mucosal neuroendocrine cell abnormalities in patients with chronic constipation. *Asian J Surg* **27**：197-201, 2004
14）Ghoshal UC, Sachdeva S, Pratap N *et al*：Indian consensus on chronic constipation in adults：a joint position statement of the Indian Motility and Functional Diseases Association and the Indian Society of Gastroenterology. *Indian J Gastroenterol* **37**：526-544, 2018
15）Bassotti G, Villanacci V：Can "functional" constipation be considered as a form of enteric neuro-gliopathy? *Glia* **59**：345-350, 2011
16）Chatterjee S, Park S, Low K *et al*：The degree of breath methane production in IBS correlates with the severity of constipation. *Am J Gastroenterol* **102**：837-841, 2007
17）Black CJ, Ford AC：Chronic idiopathic constipation in adults：epidemiology, pathophysiology, diagnosis and clinical management. *Med J Aust* **209**：86-91, 2018
18）Rao SS：Dyssynergic defecation and biofeedback therapy. *Gastroenterol Clin North Am* **37**：569-586, 2008

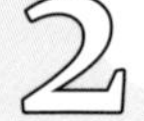

2　消化管運動と自律神経

はじめに

「腸はセカンドブレイン（第二の脳）である」と1980年代に米国の神経生理学者マイケル・D・ガーションが提唱したことにはじまり，近年では脳腸相関という言葉が表すように腸と脳の密接な関係に注目が集まっている．この脳-腸の密接なネットワークは自律神経でつながり，神経伝達物質によって情報のやり取りがなされることが明らかとなってきた．さらに，近年では腸管特有の独立した内在性神経は腸管内で閉鎖的に機能しているだけではなく，外部の自律神経とシグナル伝達をおこなうことがわかってきた[1)]．

ここでは，自律神経系と消化管運動の関係について，神経支配に起因する消化管機能の制御機構や自律神経機能障害と消化管機能障害との関連をおもに下部消化管について述べていきたい．

1.　内在性神経系と外来性神経系

腸管をはじめとする消化管は2つの異なる方向性をもつ平滑筋すなわち縦走筋と輪状筋からなり，多彩な運動性によって物理的消化をもたらすことが知られている．両筋層間には主として消化管の運動をになうアウエルバッハ神経叢が，また粘膜下組織には消化管壁の感覚を司るマイスナー神経叢があり，これらの神経叢とほかのニューロンをあわせて腸神経系を形成している（**図1**）[2)]．消化管壁には多数のニューロンが存在し運動や分泌活動といった消化管機能にかかわっている（**図2**）[3)]．蠕動運動を含む消化管の機能は，腸管内在神経系（enteric nervous system：ENS）と外来性の自律神経系（autonomic nervous system：ANS）である交感神経系と副交感神経系による二重支配を受ける[4)～6)]．

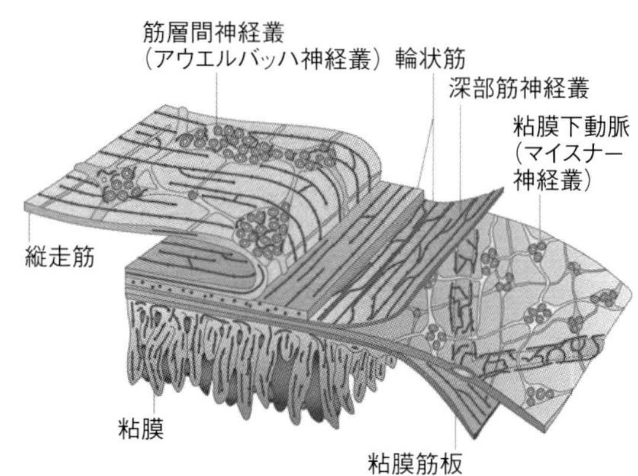

図1　腸管神経叢の模式図

（Furness JB, 2012[2)]より引用）

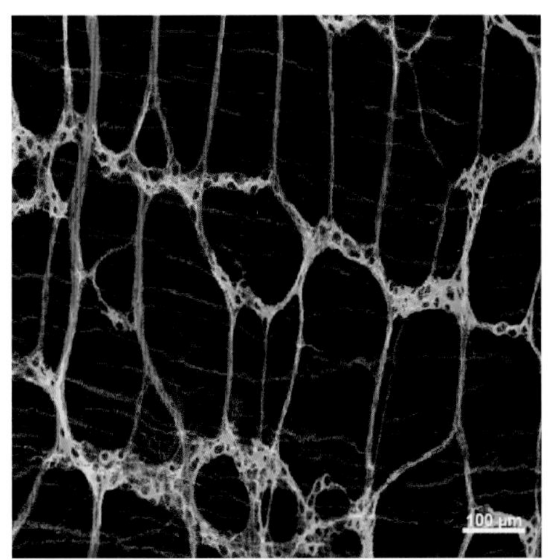

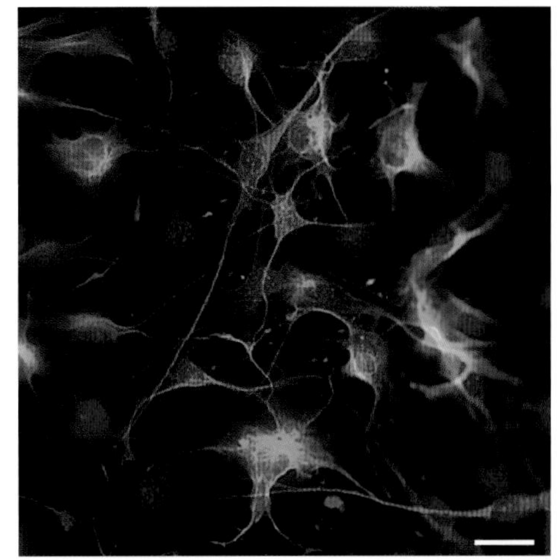

図2　マウス大腸の腸管壁内神経叢(左)と培養した神経細胞(右)
赤：抗 β_3-tubulin 抗体，緑：抗 glia fibrillary acidic protein(GFAP)抗体

2.　消化管運動の自律神経支配

1) 交感神経系

交感神経活動は身体的あるいは精神的ストレス刺激に反応することによって亢進することが一般的に知られている[7]．まず視床下部から脊髄神経節あるいは脊髄傍神経節へと交感神経節前線維が伸び，つぎに同神経節から各消化管部位へと交感神経節後線維が出されることで消化管に至る交感神経支配が形成されている[8]．しかしながら，腸管における交感神経の興奮は腸管平滑筋の収縮運動を抑制するものの，交感神経の末端が平滑筋内に存在するのではなく，腸内在性のENSにはたらきかけることで結果的に消化管運動および腺分泌を抑制する．

2) 副交感神経系

副交感神経系は，心臓，血管，呼吸器系などの内臓を支配することから個体の生命維持に重要である．下部消化管における副交感神経系は，延髄の迷走神経背側運動核に細胞体をもつ遠心性迷走神経と，脊髄後根神経節や迷走神経下神経節に細胞体をもつ求心性迷走神経，仙髄の骨盤神経核に細胞体をもつ骨盤神経である．横行結腸までを迷走神経が，直腸からは骨盤神経が支配しており，迷走神経は90%が求心性で10%が遠心性である．遠心性迷走神経節は消化管壁内(アウエルバッハ神経叢とマイスナー神経叢)にあり，ENSと神経伝達物質を媒介とするシナプス結合をして平滑筋の運動および腺分泌を促進する．このように，もう一方の自律神経である交感神経との密接な関係性は腸管においても同様で，いわば消化管機能のアクセルとブレーキの役割をになうことが知られている[9]．

3) 大腸運動と自律神経系

大腸の運動機能は内在性神経および外来性神経によって調節されている．すなわちENSにより蠕動運動は制御され，外来性のANSは修飾的に作用している．盲腸，上行，横行結腸では迷走神経を，下行およびS字結腸，直腸，肛門では仙髄から開始する骨盤神経を介した副交感神経支配であり，これらの副交感神経線維はENSのニューロンに終末することが知られている．交感神経線維においては，近位大腸では上腸間膜神経叢を，遠位

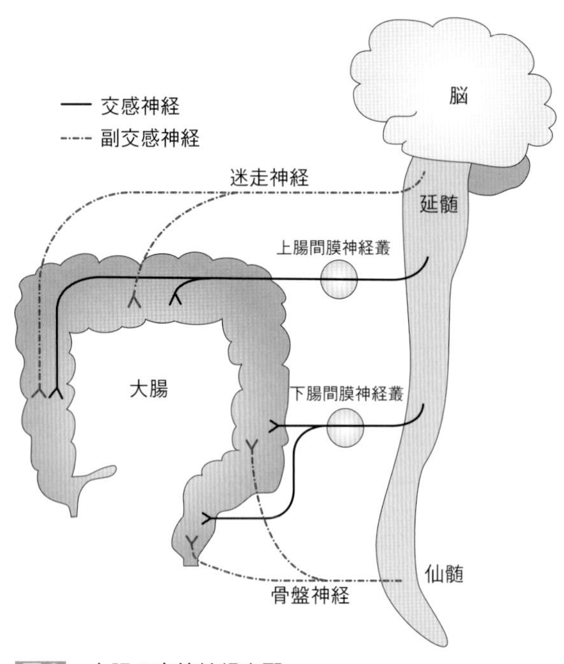

図3　大腸の自律神経支配

大腸では下腸間膜および上下腹神経叢を，直腸と肛門では下下腹神経叢を介しての神経支配である(**図3**)．交感神経と副交感神経の相互作用はほかの消化管と同様で，迷走神経刺激によって近位大腸の分節性運動は亢進され，骨盤神経刺激は遠位大腸における便の排出を促すとともに腸管運動を持続的に亢進させる[10)～12)]．

3.　神経伝達物質による自律神経の機能調節

消化管において自律神経の機能調節をになう主たる神経伝達物質はアセチルコリンとカテコールアミン類のノルアドレナリンである．アセチルコリンは交感神経または副交感神経から放出され，アセチルコリン受容体を介して生理的機能を制御している．アセチルコリン受容体は腸管内平滑筋に分布するムスカリン性アセチルコリン受容体(ムスカリン受容体)と自律神経節前終末および骨格筋運動神経終末に分布するニコチン性アセチルコリン受容体(ニコチン受容体)に分けられる．さらにムスカリン受容体はM_1～M_5のサブタイプに分類され，ニコチン受容体にはN_N受容体とN_M受容体の亜種が存在することがわかっている[13)]．一方，ノルアドレナリンはアドレナリン受容体によって受け取られる．アドレナリン受容体にはα_1，α_2からなるα受容体とβ_1，β_2，β_3からなるβ受容体とに分類される[14)]．

腸の蠕動運動をになう平滑筋にはムスカリン受容体のM_2，M_3が存在する．M_3受容体にアセチルコリンが結合すると陽イオンチャネルの開放により陽イオンが平滑筋細胞内に流入し脱分極を起こす．くり返される脱分極により電位が上昇するとカルシウムイオンチャネルが開き，カルシウムイオンが細胞内に流入する．つづいて細胞内のカルシウムイオン濃度が上昇することで平滑筋の収縮が起こる．一方で，腸の平滑筋に存在するβ_2受容体がノルアドレナリンと結合すると，細胞内情報伝達機構によりカルシウムイオンの細胞内への流入，濃度上昇を阻害することで平滑筋の弛緩が起こる．このように，自律神経は神経伝達物質と受容体の相互作用によって平滑筋の挙動を制御し，蠕動運動を調節している[15)～17)]．

4.　自律神経異常と消化管機能障害

痛みを伴わずに慢性的に便秘をきたす機能性便秘は生活習慣の乱れや精神的ストレス，加齢といった影響により大腸や直腸の機能異常を引き起こす病態である．消化管運動の亢進，抑制をになう自律神経のバランスが崩れることが機能性便秘をまねくことがわかっている[18)～20)]．

機能性便秘の病態として大腸通過遅延型，大腸通過正常型，直腸肛門部の機能障害による機能性便排出障害に大別される(**表1**)．さらに便秘，下痢といった便通異常についてはわが国でもブリストル便形状スケール(Bristol stool scale：BSS)が用いられるようになっている．BSSは1997年にブリストル大学のHeaton氏が提唱した便の形状と

表1 機能性便秘の分類

原因分類	症状分類	分類・診断のための検査方法	専門的検査による病態分類	原因となる病態・疾患
機能性	排便回数減少型	大腸通過時間検査など	大腸通過遅延型	特発性 症候性：代謝・内分泌疾患，神経・筋疾患，膠原病，便秘型過敏性腸症候群など 薬剤性：向精神薬，抗コリン薬，オピオイド系薬など
			大腸通過正常型	経口摂取不足(食物繊維摂取不足を含む) 大腸通過時間検査での偽陰性など
	排便困難型	大腸通過時間検査 排便造影検査など		硬便による排便困難・残便感 (便秘型過敏性腸症候群など)
		排便造影検査など	機能性便排出障害	骨盤底筋協調運動障害 腹圧(怒責力)低下 直腸感覚低下 直腸収縮力低下など

(慢性便秘症診療ガイドライン 2017，日本消化器病学会関連研究会，慢性便秘の診断・治療研究会編，南江堂，東京，2017 をもとに作成)

硬さを用いて7段階に分類する仕様で視覚的に理解しやすく，大腸の通過時間を反映するとされていることから汎用されている．一般的にBSSが1，2は便秘，3〜5が正常，6，7が下痢と分類され，便秘，下痢を呈している患者は治療の結果，BSSが3〜5に近づくほど症状の改善を認めたとされる．このように，消化管機能障害の分類や症状の程度を結果として判別する指標はあるものの，原因の一つとなっている自律神経異常との相関を直接的に評価できるものではない．先に述べたようなANSとENSとのシグナル授受にかかわる伝達物質や精神状態により変化する生体内指標を手掛かりとした多面的な評価技術の開発が今後期待される．

おわりに

消化管運動を制御する神経系の機構とその調節にかかわる重要な伝達物質について概説した．さまざまな要因により消化管運動が正常な状態ではなくなると，それが更なるストレスや腸内環境の悪化をまねくという事実からも，中枢神経系から消化管あるいは消化管から中枢神経系の双方向の作用は日常的，普遍的にみることができる．自律神経系と腸管神経系を結ぶ関連の包括的な研究はわれわれ人類のQOLの向上に重要である．さらに，便秘症治療の進展から得られる知見は脳–腸ネットワークの理解における学術的なフィードバックをもたらすことが期待される．

(金井 隆典／原田 洋輔／筋野 智久／正岡 建洋)

文 献

1) Furness JB, Callaghan BP, Rivera LR *et al* : The enteric nervous system and gastrointestinal innervation : integrated local and central control. *Adv Exp Med Biol* **817** : 39–71, 2014
2) Furness JB : The enteric nervous system and neuro-gastroenterology. *Nat Rev Gastroenterol Hepatol* **9** : 286–294, 2012
3) Goldstein AM, Hofstra RM, Burns AJ : Building a brain in the gut : development of the enteric nervous system. *Clin Genet* **83** : 307–316, 2013
4) Schemann M : Control of gastrointestinal motility by the "gut brain" —the enteric nervous system. *J Pediatr Gastroenterol Nutr* **41** (Suppl 1) : S4–S6, 2005
5) Schemann M, Neunlist M : The human enteric nervous system. *Neurogastroenterol Motil* **16** (Suppl 1) : 55–59, 2004
6) Furness JB : Integrated neural and endocrine control of gastrointestinal function. *Adv Exp Med Biol* **891** : 159–173, 2016
7) Tsigos C, Chrousos GP : Hypothalamic–pituitary–adrenal axis, neuroendocrine factors and stress. *J Psychosom Res* **53** : 865–871, 2002
8) de Groat WC, Nadelhaft I, Milne RJ *et al* : Organiza-

tion of the sacral parasympathetic reflex pathways to the urinary bladder and large intestine. *J Auton Nerv Syst* **3**：135–160, 1981

9） Howland RH：Vagus nerve stimulation. *Curr Behav Neurosci Rep* **1**：64–73, 2014

10） *Nerves and Nerve Injuries Vol 1：History, Embryology, Anatomy, Imaging, and Diagnostics*, ed by Tubbs RS, Rizk E, Shoja MM *et al*, Academic Press, Cambridge, 2015

11） Altschuler SM, Escardo J, Lynn RB *et al*：The central organization of the vagus nerve innervating the colon of the rat. *Gastroenterology* **104**：502–509, 1993

12） Bessant AR, Robertson-Rintoul J：Origin of the parasympathetic preganglionic fibers to the distal colon of the rabbit as demonstrated by the horseradish peroxidase method. *Neurosci Lett* **63**：17–22, 1986

13） Caulfield MP, Birdsall NJ：International Union of Pharmacology. XVII. classification of muscarinic acetylcholine receptors. *Pharmacol Rev* **50**：279–290, 1998

14） Stephens GJ, Mochida S：G protein $\beta\gamma$ subunits mediate presynaptic inhibition of transmitter release from rat superior cervical ganglion neurones in culture. *J Physiol* **563**：765–776, 2005

15） Tanaka Y, Horinouchi T, Koike K：New insights into beta-adrenoceptors in smooth muscle：distribution of receptor subtypes and molecular mechanisms triggering muscle relaxation. *Clin Exp Pharmacol Physiol* **32**：503–514, 2005

16） Uchiyama T, Chess-Williams R：Muscarinic receptor subtypes of the bladder and gastrointestinal tract. *J Smooth Muscle Res* **40**：237–247, 2004

17） Grasa L, Rebollar E, Arruebo MP *et al*：The role of Ca^{2+} in the contractility of rabbit small intestine *in vitro*. *J Physiol Pharmacol* **55**：639–650, 2004

18） Evans ED, Mangel AW：Depolarization-stimulated contractility of gastrointestinal smooth muscle in calcium free solution：a review. *ISRN Gastroenterol* **2011**：692528, 2011

19） Hansen MB：Neurohumoral control of gastrointestinal motility. *Physiol Res* **52**：1–30, 2003

20） Camborová P, Hubka P, Sulková I *et al*：The pacemaker activity of interstitial cells of Cajal and gastric electrical activity. *Physiol Res* **52**：275–284, 2003

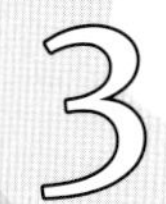

3　腸内細菌叢と便秘症との関連

はじめに

ヒトの消化管には約1,000種類以上の細菌が100兆個以上存在し，われわれの身体の遺伝子数を遥かに凌駕する遺伝子数が存在することが知られている．近年の細菌叢解析の進歩には，長きにわたって用いられてきた培養法から，次世代シーケンサーを用いた16S rRNA塩基配列を解析する方法が開発され，腸内細菌叢の菌叢構成を明らかにすることができるようになってきたことが大きく寄与している．この腸内細菌叢解析を通じて，腸内細菌叢構成の異常がさまざまな疾病の発症・進展に関係することが明らかとなってきた．疾病や健康状態との関連が明らかとなりつつある腸内細菌叢であるが，便秘症についても知見が積み重ねられつつある[1)2)]．

1.　慢性便秘症患者の腸内細菌叢

便性状からみた腸内細菌叢解析結果が報告されている．便性状の分類には，視覚的に便形状を7段階に分類するブリストル便形状スケール(Bristol stool scale：BSS)が汎用されているが，これはタイプ1(兎糞状の硬便)，タイプ2(ソーセージ状の硬便)，タイプ3(表面にヒビ割れを伴うソーセージ状のやや硬い便)，タイプ4(表面がなめらかなソーセージ状便：普通便)，タイプ5(やや軟らかい半分固形の便)，タイプ6(泥状便・小片便)，タイプ7(水様便)のように分類される[3)]．これらの便形状は腸管通過時間を反映していることが明らかとなっており[4)5)]，便回数頻度とあわせて腸管運動機能を推定するのに役立つ指標となっている．多くの報告で，タイプ1とタイプ2は腸管通過時間遅延型便秘を示唆し，タイプ3，タイプ4，タイプ5は正常範囲内とみなされ，タイプ6とタイプ7は下痢に関連しているとされている．わが国において発刊された『慢性便秘症診療ガイドライン2017』においても，慢性便秘症の診断基準では排便の4分の1を超える頻度でタイプ1とタイプ2を呈する便が認められることが項目の一つとなっている[6)]．

Vandeputteら[7)]は，腸管通過時間が延長している機能性便秘症と考えられる硬便のBSSタイプ1，2では，腸内細菌叢の多様性(細菌叢の豊富さ，均等度)が亢進すること，*Prevotella*属が著明に低下することを報告している．彼らの研究は若中年層の欧米女性という限られた対象集団の解析となっているが，腸内細菌叢構成は人種や国(地域)によっても大きく異なることも明らかとなっている．とくに，Nishijimaら[8)]は，日本人の腸内細菌叢は世界のどの国とも距離を置く特徴的な細菌叢構成を有していることを報告しており，腸内細菌研究において日本人を対象とした解析データの蓄積は重要であると考えられる．

最近，Takagiら[9]は，277名の日本人健常者の腸内細菌叢に対して16S rRNA V3-V4シーケンサー解析を実施し，BSSタイプとの関連についての解析を報告した．興味深いことに菌叢構成の多様性（β多様性）について男女差を認め，属レベルでの解析では*Prevotella*属，*Megamonas*属，*Fusobacterium*属，*Megasphaera*属が男性に優位な菌であり，*Bifidobacterium*属，*Ruminococcus*属，*Akkermansia*属が女性に優位な菌であった．さらに，腸内細菌叢とBSSタイプとの関連を解析した結果，多様性（細菌叢の豊富さ，均等度）については，男女ともに便形状において明らかな差異は認められなかったが，属レベルの腸内細菌叢解析結果では，男性の軟便傾向の便（loose：BSSタイプ5，タイプ6）で*Fusobacterium*属，*Bilophila*属が有意に増加し，硬便傾向の便（hard：BSSタイプ1，タイプ2）で*Oscillospira*属が増加していた．*Bifidobacterium*属は平均して10％を占める日本人女性に多い特徴的善玉菌であるが，全体でみても便秘傾向の便（hard：BSSタイプ1，タイプ2）で増加しており，その傾向は女性でより顕著であった（**図1**）．

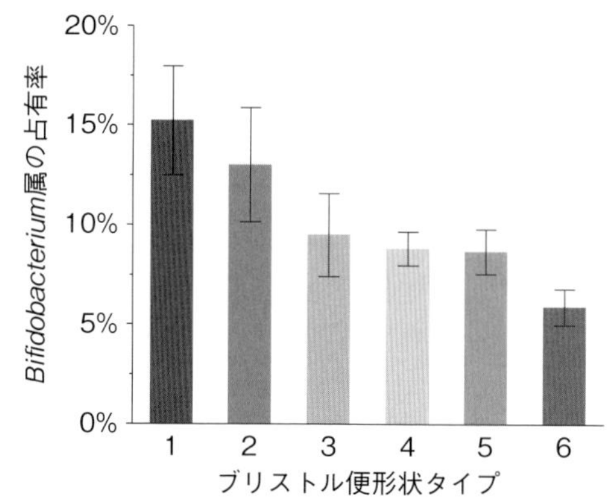

図1　便秘傾向に*Bifidobacterium*属が多い？
健常女性131名のブリストル便形状タイプと*Bifidobacterium*属の相関をみると，タイプ1，2の便秘傾向ほど*Bifidobacterium*属の占有率が高い．

（Takagi T *et al*, 2019[9]から作図）

2. 粘膜関連細菌叢が宿主相互作用に関与

近年，糞便の細菌叢に比較して粘膜上皮近く，おもに粘液層に存在する粘膜関連細菌叢の解析の重要性が指摘されている．粘膜関連細菌がより直接的にあるいはより高濃度の代謝物によって粘膜層に影響しうると考えられ，生検組織，粘液層ブラシ採取検体を用いた16S rRNAメタゲノム解析が可能となっている[10]．健常人においては，同一個人の下部消化管における門，属レベルでの粘膜関連細菌叢はきわめて類似しており，個人間の差異が大きいことも明らかになっている[11]．Parthasarathyら[12]は，25名の便秘症の女性と健常女性25名のS状結腸粘膜関連細菌叢と糞便細菌叢の比較を報告している．粘膜関連細菌叢は健常人と慢性便秘症患者を区別することに有用であり，とくに便秘症群の粘膜関連細菌叢ではBacteroidetes門が増加していることが特徴であり，Bacteroidetes門のなかではFlavobacteriaceae科の増加，Odoribacteraceae科の減少などが明らかにされた．上皮機能変容薬として位置づけられる便秘症治療薬ルビプロストン（クロライドチャネルリガンド）は腸管粘膜上皮に作用して，水分分泌を刺激するだけでなく，粘液分泌も亢進させ粘膜関連細菌叢にも影響を与えるようであり[13]，同時に粘膜バリア機能にも好影響を与えていることも明らかとなっている[14]．ルビプロストンには，腸内細菌叢構成の変容作用やバリア機能調整作用を介して，便秘症治療薬としてのみならず種々の効果を有する可能性があり，興味深い知見である．

3. ノトバイオート研究からみた便秘メカニズム

無菌マウスに微生物叢を移植してノトバイオー

トマウスを作成し，その微生物叢の生体における役割を解析する実験手法が確立されている．慢性便秘症患者の糞便を無菌マウスに移植し，腸管運動，排便生理に与える影響も研究されはじめている．Ge ら[15]は結腸通過時間遅延型慢性便秘症患者と健常人の糞便を移植したノトバイオートマウスによる解析結果を報告している[16]．健常人と慢性便秘症患者の糞便解析では，健常人に比較して慢性便秘症患者では菌数，多様性が高い結果であったが，慢性便秘症患者の糞便を無菌マウスに移植した結果，糞便回数，糞便水分量，全消化管通過時間，大腸通過時間が有意に低下した．電気生理学的分析においても，蠕動頻度には影響しないが，便秘症患者糞便由来ノトバイオートでは最大振幅が減少し，蠕動の強度が低下することが観察されている．興味深いことに，本研究では大腸内代謝物が分析されており，便秘症患者糞便由来ノトバイオートマウスでは，短鎖脂肪酸(酪酸)，二次胆汁酸(デオキシコール酸，リトコール酸)の低下が認められ，短鎖脂肪酸(酪酸)，二次胆汁酸(デオキシコール酸)の補充投与により便秘症患者糞便由来ノトバイオートマウスの糞便回数が改善し，腸管蠕動も正常化することが報告された．胆汁酸の欠乏が大腸通過時間遅延型便秘につながること，二次胆汁酸は腸内細菌叢の作用により一次胆汁酸から生成されることから，また，回腸末端での胆汁酸の再吸収にかかわる胆汁酸トランスポーター阻害薬(エロビキシバット)がすでに慢性便秘症治療薬として使われていることからも，腸内細菌叢-胆汁酸を介した腸管蠕動調整機構の理解は重要と考えられる．

4. 慢性便秘症患者に対する糞便移植は有効か

慢性便秘症患者に対する糞便移植の結果についても報告された．腸管通過時間遅延型慢性便秘を通常治療群と糞便移植群(24 歳健常ボランティアからの糞便移植)に割り付けた検討結果では，通常治療群に対して糞便移植群では，排便回数，便スコア，腸管通過時間などが有意に改善しており，臨床的治癒率は有意に高かった[17]．わが国からも過敏性腸症候群(irritable bowel syndrome：IBS)を対象とした糞便移植の結果が報告されており，10 名の IBS 患者に糞便移植をおこない，6 名に臨床的効果がみられ，BSS タイプ 1 の 2 名はともに BSS タイプ 4 に改善していた[18]．ドナーの腸内細菌叢の解析から，*Bifidobacterium* 属の存在が有効性の予測になる可能性が報告されている．この結果は，前述の Takagi ら[9]の解析結果で，日本人の糞便中 *Bifidobacterium* 属の割合は比較的多いこと，BSS との比較では，*Bifidobacterium* 属の割合は BSS タイプ 1，タイプ 2 の硬い便傾向の人，とくに女性に高頻度であることと一致する結果と考えられた．

おわりに

腸内細菌叢解析により慢性便秘症患者における特異な腸内細菌叢が明らかにされつつあり，さらに，これらの腸内細菌叢を介した短鎖脂肪酸や胆汁酸代謝を含めた腸内環境の一端が解き明かされつつある．発酵性の高い水溶性食物繊維などの食事成分による便秘症状改善効果をみた研究[18]などからも，慢性便秘症と腸内細菌叢や腸内環境との関連が明らかにされつつある．腸内細菌叢研究は欧米などが先行している研究分野ではあるが，日本人は世界のどの国とも距離を置く特徴的な細菌叢であることから，日本人を対象とした腸内細菌叢，腸内環境の解析が継続的に必要である．

(内藤 裕二／髙木 智久)

文 献

1) 内藤裕二，髙木智久，井上亮：慢性便秘症と腸内細菌学．日本消化器病学会雑誌 **115**：940-949，2018
2) 髙木智久，井上亮，柏木里織ほか：日本人健常成人における便性状からみた腸内細菌叢．機能性食品と薬理栄養 **12**：54-59，2018

3）Heaton KW, Radvan J, Cripps H *et al*：Defecation frequency and timing, and stool form in the general population：a prospective study. *Gut* **33**：818-824, 1992
4）Degen LP, Phillips SF：How well does stool form reflect colonic transit? *Gut* **39**：109-113, 1996
5）Longstreth GF, Thompson WG, Chey WD *et al*：Functional bowel disorders. *Gastroenterology* **130**：1480-1491, 2006
6）慢性便秘症診療ガイドライン 2017，日本消化器病学会関連研究会，慢性便秘の診断・治療研究会編，南江堂，東京，2017
7）Vandeputte D, Falony G, Vieira-Silva S *et al*：Stool consistency is strongly associated with gut microbiota richness and composition, enterotypes and bacterial growth rates. *Gut* **65**：57-62, 2016
8）Nishijima S, Suda W, Oshima K *et al*：The gut microbiome of healthy Japanese and its microbial and functional uniqueness. *DNA Res* **23**：125-133, 2016
9）Takagi T, Naito Y, Inoue R *et al*：Differences in gut microbiota associated with age, sex, and stool consistency in healthy Japanese subjects. *J Gastroenterol* **54**：53-63, 2019
10）Nishino K, Nishida A, Inoue R *et al*：Analysis of endoscopic brush samples identified mucosa-associated dysbiosis in inflammatory bowel disease. *J Gastroenterol* **53**：95-106, 2018
11）Kashiwagi S, Naito Y, Inoue R *et al*：Mucosa-associated microbiota in the gastrointestinal tract of healthy Japanese subjects. *Digestion* **5**：1-14, 2019
12）Parthasarathy G, Chen J, Chen X *et al*：Relationship between microbiota of the colonic mucosa vs feces and symptoms, colonic transit, and methane production in female patients with chronic constipation. *Gastroenterology* **150**：367-379, 2016
13）Keely S, Kelly CJ, Weissmueller T *et al*：Activated fluid transport regulates bacterial-epithelial interactions and significantly shifts the murine colonic microbiome. *Gut Microbes* **3**：250-260, 2012
14）Kato T, Honda Y, Kurita Y *et al*：Lubiprostone improves intestinal permeability in humans, a novel therapy for the leaky gut：a prospective randomized pilot study in healthy volunteers. *PLoS One* **12**：e0175626, 2017
15）Ge X, Zhao W, Ding C *et al*：Potential role of fecal microbiota from patients with slow transit constipation in the regulation of gastrointestinal motility. *Sci Rep* **7**：441, 2017
16）Tian H, Ge X, Nie Y *et al*：Fecal microbiota transplantation in patients with slow-transit constipation：a randomized, clinical trial. *PLoS One* **12**：e0171308, 2017
17）Mizuno S, Masaoka T, Naganuma M *et al*：Bifidobacterium-rich fecal donor may be a positive predictor for successful fecal microbiota transplantation in patients with irritable bowel syndrome. *Digestion* **96**：29-38, 2017
18）Inoue R, Sakaue Y, Kawada Y *et al*：Dietary supplementation with partially hydrolyzed guar gum helps improve constipation and gut dysbiosis symptoms and behavioral irritability in children with autism spectrum disorder. *J Clin Biochem Nutr* **64**：217-223, 2019

Part 3

慢性便秘症の診断と治療の考え方

― わが国のガイドラインを中心に ―

1 慢性便秘症の診断手順と検査（画像所見など）

はじめに

慢性便秘症は頻度の高い消化器疾患の一つであるが，その診断手順や検査の進め方についての指針はわが国ではこれまで存在しなかった．近年新たなメカニズムによる便秘症治療薬が続々と開発され，臨床の場に登場してきている．そのために便秘症に対する的確な問診や身体診察，適切な検査をおこない，病態に応じた治療選択をおこなっていくことが患者のQOLの向上に重要である．

ここでは，慢性便秘症の診断と検査につき，『慢性便秘症診療ガイドライン2017』をもとに概説する．

1. ガイドラインにおける慢性便秘症の診断基準とその解釈

慢性便秘症の診断基準は，2016年5月に改訂された機能性便秘の診断基準であるRome Ⅳ基準を翻訳改変し，**表1**のとおりとしている[1]．Rome Ⅳからみた慢性便秘症とは「排便回数の減少」かつ・または「排便困難症状」と考えられる．排便困難症状とは残便感，排便痛，腹部膨満感，腹痛や硬便などである．この診断基準から，単に排便回数が少ないだけでは便秘症と診断されず，排便困難感や残便感といったほかの便秘症状を必要とすることが理解できる．

Rome Ⅳはもともと「機能性便秘」の診断基準であり，過敏性腸症候群(irritable bowel syn-

表1　慢性便秘症の診断基準

「便秘症」の診断基準
以下の項目のうち2項目以上を満たす
- 排便の1/4超の頻度で強くいきむ必要がある
- 〃　兎糞状便または硬便である
- 〃　残便感を感じる
- 〃　直腸肛門の閉塞感や排便困難感がある
- 〃　用手的な排便介助が必要である
- 自発的な排便回数が週3回未満である

「慢性」の診断基準
- 6ヵ月以上前から症状があり，最近3ヵ月以上は上記の基準を満たしている

（慢性便秘症診療ガイドライン2017[1]より改変引用）

タイプ1	小塊が分離した木の実状の硬便・通過困難	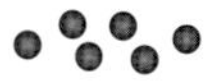
タイプ2	小塊が融合したソーセージ状の硬便	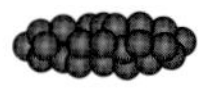
タイプ3	表面に亀裂のあるソーセージ状の便	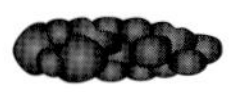
タイプ4	平滑で柔らかいソーセージ状の便	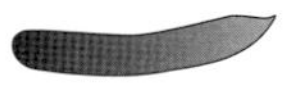
タイプ5	小塊の辺縁が鋭く切れた軟便・通過容易	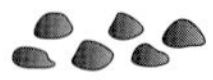
タイプ6	不定形で辺縁不整の崩れた便	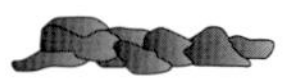
タイプ7	固形物を含まない水様便	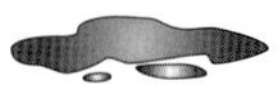

図1 ブリストル便形状スケール(BSS)

(Heaton KW *et al*, 1991[2]より改変引用)

drome：IBS)を除外しているのが特徴であったが，実臨床では慢性便秘症の原因の一つとしてIBSがあると考えたほうが合理的であるため，Rome Ⅳの機能性便秘の診断基準から「IBSの基準を満たさない」という条件が除外されている．専門家のあいだでも機能性便秘とIBSは病態的に異なる別の疾患であるという意見と，両者は連続的な疾患であり重なり合う部分がある疾患と考える立場もあり，現時点でどちらが正しいかを判断することはできない．

これをもとに慢性便秘症は「本来体外に排出すべき糞便を十分量かつ快適に排出できない状態」とガイドラインで定義付けられ，実際の日常診療ではこちらを活用する．

2. 慢性便秘症の診断手順

問診，診察，検査の順におこなう．

1) 問診

便秘症の診断にあたっては，とくに初診時の問診は重要である．患者がどの症状をもって便秘と称しているかを理解する必要がある．

問診項目

A. 症状

排便回数，便の性状，量，腹部症状および残便感，排便困難などの肛門症状を確認する．便の性状の分類についてはブリストル便形状スケール(Bristrol stool scale：BSS)[2]を使用する(**図1**)．これまでの研究で，重症度との相関や便秘の型の鑑別にも役立つことが報告されているが，治療評価の指標にもなる．

排便回数については自発排便が1週間に3回未満かどうか，便性状については，BSSのタイプ1あるいは2かどうかを確認する．排便関連症状には，いきみ，残便感，排便困難感，用手的な排便介助があり，上記のうち2項目以上満たす場合に便秘症と診断する．

つぎに病悩期間，発症契機，併存疾患，内服薬，一般用医薬品を含めた下剤内服の有無，手術歴・出産歴を含めた既往歴を聴取する．

B. 排便様式および排便に関する環境

排便リズム，朝食摂取の有無，トイレなどの環境を確認する．

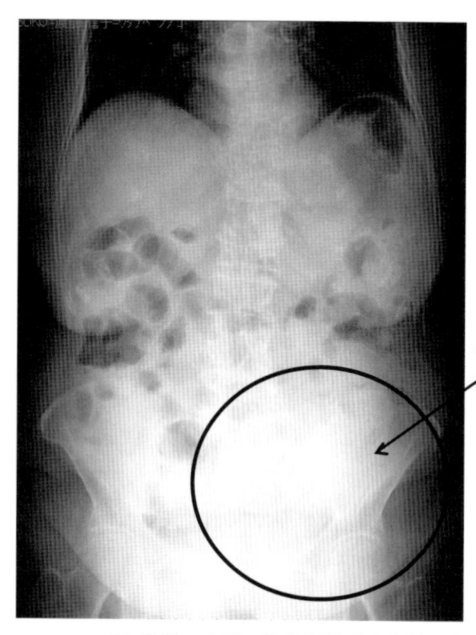

a. 80 歳代　女性，腹部膨満感を主訴に来院．
骨盤内に gasless abdomen を認める．

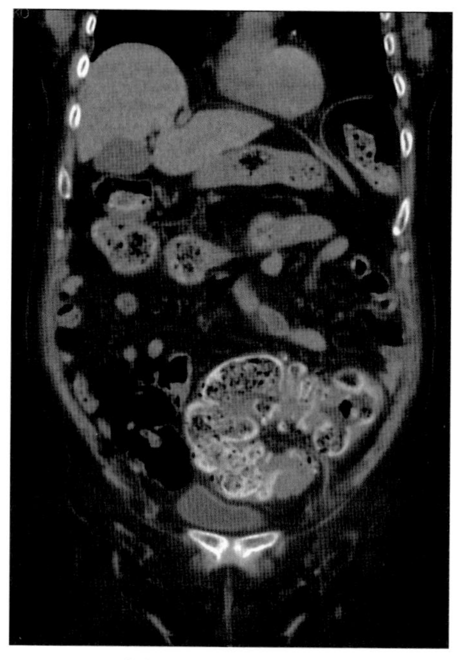

b. 同部位に便塊の貯留を認める．

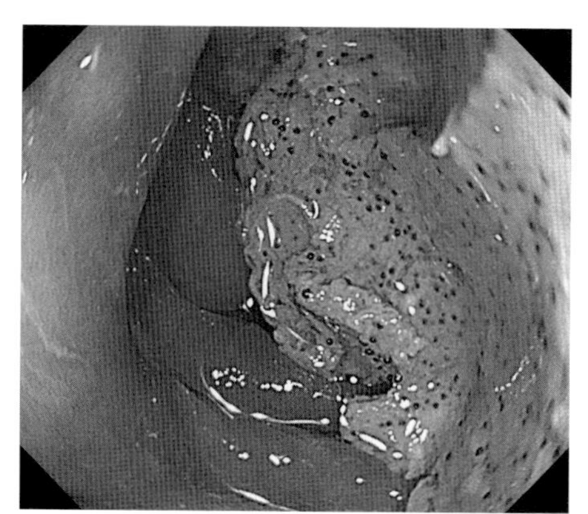

c. 前処置なしにて施行，S 状結腸に便塊を認める．

図2 gasless abdomen を認めた症例（広島大学病院の症例）
a. 腹部単純 X 線検査　b. 腹部単純 CT 所見
c. 大腸内視鏡所見

C．警告症状・危険因子

排便習慣の急激な変化，予期せぬ体重減少，血便，腹部腫瘤，腹部波動，発熱，関節痛などの警告症状や，50 歳以上での発症，大腸器質的疾患の既往歴・家族歴といった危険因子がある場合，大腸内視鏡検査や血液検査などを施行して腫瘍性疾患や炎症性疾患を鑑別する．

2）身体診察

問診に引きつづきおこなう．腹部の視診，触診，打診，聴診をおこなう．

仰臥位にて腹部膨隆，腫瘤，圧痛，手術痕の有無を診察する．また打診では鼓音の分布を確認する．聴診で腸音の亢進を認める場合には IBS などの機能性消化管疾患のほかに，腸管癒着や大腸がんなどによる狭窄の可能性を考える．逆に低下していれば蠕動運動の低下が便秘の発症機序に関与していることが疑われる．その後，必要に応じて肛門の診察をおこなう．まず，視診にて肛門部の膨隆，直腸脱，見張りいぼ，便漏れによる肛門周囲の便付着や皮膚の状態，瘢痕の有無を確認する．つぎに左側臥位で直腸まで示指を挿入し，炎症病変や腫瘍病変，直腸肛門狭窄の有無を確認する．便意を感じていないにもかかわらず直腸内に有意な便があれば，直腸知覚低下による便排出障害を疑うきっかけとなる．また肛門を締めさせたりいきませたりすることで，恥骨直腸筋や外肛門括約筋の収縮や弛緩の程度を確認し骨盤底筋協調運動障害などを診断する．

3) 通常検査

A. 検体検査

血液検査と尿検査，糞便検査がある．悪性腫瘍などの器質性疾患，炎症性疾患，腎臓病，糖尿病や甲状腺機能低下症，副甲状腺機能亢進症といった内分泌疾患，膠原病など，続発性便秘のスクリーニングに用いられる．

B. 画像検査

①腹部X線検査

腸閉塞や結腸軸捻転などの器質的疾患をターゲットとしたスクリーニング検査として有用であり，腸管の拡張や腸管内容物の評価といった所見をもとに診断がなされる．腸管ガスの評価だけではなく，gasless abdomen[3]や，石灰化の評価は便塊や腫瘤の存在を疑い，器質的疾患の有無に役立つ所見である(**図2**)．腹部X線検査が便秘症の診断に有用かどうかを評価した研究は少ないが，簡便であり，活用することが推奨される．

②内視鏡検査

腫瘍や炎症などの除外診断を目的とした検査である．便秘症患者の内視鏡検査で観察されることがある大腸粘膜の黒変は大腸(偽)メラノーシスと称され，センナやダイオウ・アロエなどの刺激性下剤の長期過量服用の指標となる[4]．またIBSの下痢型や便秘型の症例に心理的ストレス起因の腸管運動が観察されることがあり[5]，新しい評価ポイントを設定することで病態が評価できる可能性がある．

③そのほかの画像検査

ガイドラインには記載されていないが，体外式腹部超音波検査を用いて大腸内の便やガスを評価できるという報告や[6]，大腸横径を測定することで便秘症の病態診断が可能であるという報告がある[7]．トレーニングが必要であるが簡便であり，侵襲もないことから今後の応用が期待される．また，CT colonoscopyによる腸管の形態を評価することでIBSの診断につなげるという研究もある[8]．

④専門的機能検査

以上までの流れで治療介入することとなるが，それでも改善のない場合，以下の専門的機能検査を考慮する．

(1) 大腸通過時間検査
(2) 排便造影検査
(3) バルーン排出検査
(4) 直腸肛門内圧検査および直腸感覚検査

(1)は大腸通過正常型と大腸通過遅延型の分類に，(2)(3)(4)は便排出障害の診断に有用である．これらは専門施設にておこなわれるが，一部の検査は保険適用となっておらず，また評価基準も定まっていないため今後の検討課題となっている．

おわりに

慢性便秘症の診断，検査の実際につき概説した．問診や身体診察は便秘症においても診療の基本であり，その原因や病態の理解に役立つ多くの情報が得られる．画像検査は基本的に器質的疾患の有無を評価するものであるが，機能性疾患への応用についても研究が進められており，今後の臨床応用が待たれる．

(上野 義隆／田中 信治)

文 献

1) 慢性便秘症診療ガイドライン 2017，日本消化器病学会関連研究会，慢性便秘の診断・治療研究会編，南江堂，東京，2017
2) Heaton KW, Ghosh S, Braddon FE：How bad are the symptoms and bowel dysfunction of patients with the irritable bowel syndrome? a prospective, controlled study with emphasis on stool form. *Gut* **32**：73-79, 1991
3) Thompson WM：Gasless abdomen in the adult：what does it mean? *AJR Am J Roentgenol* **191**：1093-1099, 2008
4) Walker NI, Bennett RE, Axelsen RA：Melanosis coli. a consequence of anthraquinone-induced apoptosis of

colonic epithelial cells. *Am J Pathol* **131**：465-476, 1988
5）Mizukami T, Sugimoto S, Masaoka T *et al*：Colonic dysmotility and morphological abnormality frequently detected in Japanese patients with irritable bowel syndrome. *Intest Res* **25**：236-243, 2017
6）藪中幸一，松尾淳子，原明子ほか：超音波画像による大腸内に貯留した便とガスの比較検討．超音波検査技術 **38**：605-613，2013
7）Manabe N, Kamada T, Hata J *et al*：New ultrasonographic evaluation of stool and/or gas distribution for treatment of chronic constipation. *Int J Colorectal Dis* **33**：345-348, 2018
8）Ohgo H, Imaeda H, Yamaoka M *et al*：Irritable bowel syndrome evaluation using computed tomography colonography. *World J Gastroenterol* **22**：9394-9399, 2016

2 慢性便秘症の臨床症状と鑑別診断

はじめに

慢性便秘症の定義は前章の通りであるが，患者はそのような定義を知らない．外来に訪れた患者の自覚している‘便秘’には複数の症状が混ざっている．さらに，医師側が重視しがちな便の回数を重視していない患者も存在する．患者ごとに異なる‘便秘’を理解しないで診療にあたると満足の得られない結果を招きかねない．自覚症状として多いのは排便回数・排便量の減少，排便困難感，残便感の3つである．これらはときとして1人の患者が複数の臨床症状を重ねもつこともある．すなわち，便の回数が減れば便性状は硬便に傾き，排便困難にもつながりやすいなど，関連して起こるからである．

1. 排便回数・排便量の減少

Rome Ⅳ診断基準では週に3回未満と定めた排便回数の低下を機能性便秘症と定義している．排便回数は医師にとっては最もモニタリングしやすい指標であり，多くの便秘薬の臨床試験にも排便回数は取り入れられている．しかし，患者側にとっては全員が排便回数を最重視しているわけではないことがむしろ重要である．

2. 排便困難感

排便時に強く苦しいいきみがある，腹痛が生じる，スムーズに便が出ないなどの症状を有する患者は，たとえ排便回数が多くても便秘を自覚する．硬便の際のみならず，軟らかすぎても排便はし辛い．兎糞状のような小さな便も排便はし辛い．

3. 残便感

排便時に直腸内の糞便を排出する際，不完全な排出により残便感を感じる患者は便秘を自覚する．原因として直腸収縮力低下，腹圧低下のような排出力の低下，肛門狭窄，直腸脱や腫瘤など抵抗の増大のほか，骨盤底筋協調運動障害などのような特殊なものまで原因はさまざまである．肛門直腸機能の評価にはバリウムを用いた排便造影(defecography)や直腸内バルーン排出試験，直腸肛門内圧検査などを用いる．なかには，きちんと便が出ているにもかかわらず残便感を自覚する強迫神経症の患者も混じることがあり注意が必要である．

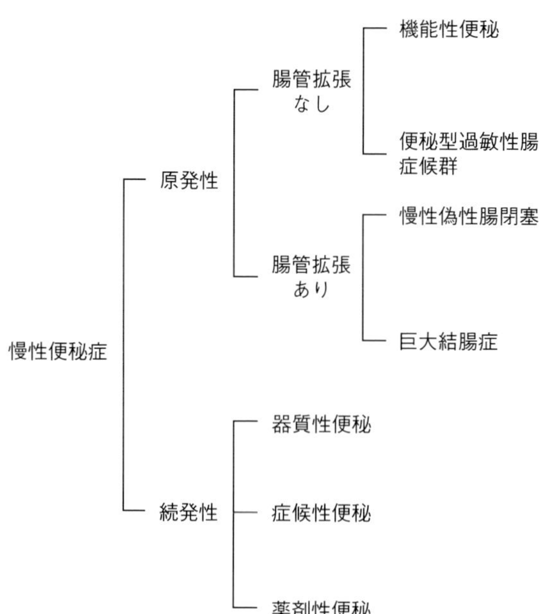

図1 慢性便秘症の病態分類と鑑別

（Lembo A *et al*, 2003[1] より改変引用）

表1 薬剤性便秘をきたすおもな原因薬剤

- 制酸薬：水酸化アルミニウム
- 脂質キレート薬：コレスチラミン
- 陰イオン交換樹脂
- 抗コリン薬，抗ヒスタミン薬，頻尿治療薬，抗パーキンソン病薬
- 三環系抗うつ薬
- 麻薬性鎮痛薬
- フェノチアジン系抗精神病薬
- カルシウム拮抗薬
- 非カリウム保持性利尿薬：フロセミド，サイアザイド系
- 鉄剤
- GLP-1 受容体作動薬

4. 慢性便秘症の鑑別診断

慢性便秘症は日常診療において頻繁に遭遇する症状であり，その多くが基礎疾患を有しない機能性の便秘である．病態分類を**図1**に示す[1]．一方で，頻度は少ないものの続発性の便秘を除外することが重要である．そのなかで，消化管検査によって除外できるのは大腸がんなどの一部に過ぎないことを忘れてはならない．すなわち，薬剤によるものや全身疾患に伴う便秘も消化管検査では異常とならない．**図1**に鑑別を示す．

1）器質性便秘

便秘を主訴の患者で医療上見落としてはまずいものは大腸がんである．しかし，患者数が多いこの疾患で全員に器質疾患除外のための大腸内視鏡検査をおこなうことは医療資源の面から困難である．効率よく，大腸がんを含む集団をあぶり出して大腸内視鏡検査をおこなう患者を選別する必要がある．それ以外の患者にも便潜血検査は安価であり，陽性であれば当然大腸内視鏡検査をおこなう．危険因子としては大腸がんの家族歴，警告症状としては，便の直径の変化，血便，貧血，最近の発症，体重減少などがあげられる．

2）薬剤性便秘

これらの疾患の治療に用いる薬剤の副作用による便秘症も頻度が高く，問診を丁寧にすることと薬理作用を熟知する必要がある．**表1**に薬剤性便秘をきたす原因薬剤を記す．

3）症候性便秘

便秘の原因となる全身疾患を**表2**に示す．

A．電解質異常

さまざまな原因でおこるが，腸管運動の低下による便秘症をきたす．是正により正常化が見込める．低カリウム血症，高カルシウム血症，低マグネシウム血症に注意する．

B．神経疾患に伴う便秘

遭遇する頻度が高いが，原疾患の治療の副作用と鑑別が困難なことも多い．なかでもレビー小体型認知症やパーキンソン病は，初発症状としての便秘が注目されており，病態にも深く関与している可能性がある．とくにα-シヌクレインのシナプスの蓄積が中枢神経のみならず大腸神経叢に高率に認められる．消化管は脳のつぎに神経細胞が多

表2　便秘の原因となる全身疾患

内分泌疾患 ・糖尿病 ・甲状腺機能低下症 ・副甲状腺機能亢進症 膠原病 ・強皮症 ・皮膚筋炎 電解質異常 ・高カリウム血症 ・低カリウム血症 ・低マグネシウム血症 中枢神経疾患 ・多発性硬化症 ・パーキンソン病 ・脳血管障害 アミロイドーシス 脊髄障害 筋緊張性ジストロフィー 妊娠 ポルフィリン症 鉛中毒

い臓器であることから共通の病態が消化管にも生じて運動機能障害をきたしている可能性がある．脊髄障害は便秘の原因として重要である．とくに仙髄の排便中枢が障害された場合は重篤な便排出障害が惹起されるが，腰痛患者は複合的な理由で便秘症になることが多い．脳血管障害患者も便秘症の原因として重要である．便意低下のほか，麻痺のために腹圧がかけられない，トイレに行けない，姿勢が取れないなど複雑な理由で排便障害をきたす原因になる．

C．筋疾患に伴う便秘

筋緊張性ジストロフィーや皮膚筋炎では腸管平滑筋の障害により便秘をきたす．

D．膠原病に伴う便秘

全身性強皮症に伴う内臓障害では，腸の硬化に伴い運動低下による便秘もきたす．全身性強皮症は消化管病変症状の罹患臓器により症状が異なる．食道の場合は嚥下障害，大腸の場合は便秘，小腸の場合は下痢と便秘をくり返す．これは消化管運動障害による便秘症状のほか，吸収障害による下痢症状が合わさって惹起されると考えられている．

①内分泌系疾患

圧倒的に糖尿病による自律神経障害の腸管運動低下が原因の便秘の頻度が高い．副甲状腺機能亢進症は二次的な電解質異常により腸管運動低下が原因の便秘をきたす．

②アミロイドーシス

線維構造をもつ特異な蛋白である「アミロイド物質」が，全身の臓器の細胞外に沈着し諸症状をきたす疾患である．沈着が減少することはないので進行性である．沈着する部位により全身性と限局性に分類する．全身性は形質細胞の異常を伴いアミロイドが免疫グロブリンのL鎖からなる(amyloid light-chain)免疫グロブリン性アミロイドーシス(AL)，何らかの基礎疾患(関節リウマチが90%)に続発して発症する(amyloid A)反応性アミロイドーシス(AA)，家族性アミロイドーシスポリニューロパチー，透析アミロイドーシスに分類される．確定診断は胃，十二指腸や直腸粘膜生検組織からコンゴーレッド染色によりアミロイド沈着物の蓄積を確認する．腸にアミロイドが沈着すると，吸収不良症候群や下痢の症状が多いが，ときに便秘になることもあるし，消化管出血の報告もある．

③妊娠

妊娠時にはプロゲステロンの作用でモチリンの分泌が抑制され，腸管運動の低下から便秘をきたすことが知られている．これら消化管検査では検出されない器質性便秘を除外することが機能性便秘の診断の前提になる．

5.　慢性偽性腸閉塞症

原発性便秘のなかで　腸管拡張を伴う代表的疾患である．腸管のなかでも小腸の蠕動運動の低下により内容物の停滞，貯留をきたし，嘔気，嘔吐，腹痛などの腸閉塞症状を自覚する．閉塞症状から摂取不良をきたし，栄養障害に至る消化管不全を呈する．頻度はきわめて少ない消化管病変による原発性，全身性疾患や薬剤性による続発性，原因不明の特発性に分類する．成人発症例においては続発性便秘症を除外することが重要である．原因は消化管のペースメーカー細胞の異常とする報告もあるが，一定の見解を得ていない．根治療法もなく，小腸移植がおこなわれた例もある．蠕動不全の腸管を切除しても残存部に機能異常が残り，腸閉塞症状に再発をきたす例が多い．減圧のための腸瘻チューブや在宅中心静脈栄養法(home parenteral nutrition：HPN)管理などの栄養管理を必要に応じておこなう．

6.　巨大結腸症

原発性便秘のなかで腸管拡張を伴う代表的疾患である．腸管のなかでも結腸の蠕動運動の低下により著明な拡張を呈し，難治性の便秘になる．先天性をヒルシュスプルング病とよび，新生児や小児の便秘症の原因の一つである．後天性は，何らかの原因がある症候性巨大結腸症と，原因不明の特発性巨大結腸症に分類する．症候性巨大結腸症の原因としては，代謝異常，筋・神経疾患，膠原病などがあげられる．

7.　便秘型過敏性腸症候群

腹痛や腹部不快感とそれに関連する便通異常が慢性に持続する疾患〔過敏性腸症候群(irritable bowel syndrome：IBS)〕のうちブリストル便形状スケール(Bristol stool scale：BSS)で硬便または兎糞状便が25%以上，軟便または水様便が26%未満のものをいう．Rome Ⅳ分類の機能性便秘症にはIBSの診断基準を満たさないことが定義されているので，優先的に機能性便秘症が診断される．しかし，同一患者で便秘型過敏性腸症候群と診断された患者の89.5%が機能性便秘症とも診断され，機能性便秘症と診断された患者の43.8%が便秘型過敏性腸症候群とも診断されたとの報告があり[2)]，これらの診断基準は互いに排他的な診断基準ではない．また，腹痛を有する便秘症患者もいるが，腹痛の性状で両者を鑑別することは臨床上困難とされる．また，精神的要素が便秘型過敏性腸症候群に多く，心理療法が選択肢になるなどの相違も存在する．しかし，上記のオーバーラップの比率で便秘型過敏性腸症候群の大半が機能性便秘症とも診断されることから，機能性便秘症の複数の基礎疾患の一つに便秘型過敏性腸症候群がある，としたほうが臨床上整理しやすい．

おわりに

便秘がさまざまな原因で起こること，さまざまな臨床症状をあわせもつことを概説した．食事内容，胆汁酸組成，腸内細菌など消化管運動に影響するものは多数あり，今回示した以外にも多因子の混ざり合った結果，消化管運動は制御されている．つぎつぎと新規に発売される便秘症の薬剤のなかで，どれを選択していくかは現状，確立したとはいえず，臨床現場では症状の変化をみて注意深く変更していくレベルかもしれない．しかし，病態を把握して予想のもとにストラテジーを立てていくことは最適治療の近道であり，その蓄積が新しい治療指針を確立することにつながる．

（穂苅 量太）

文　献

1）Lembo A, Camilleri M：Chronic constipation. *N Engl J Med* **349**：1360-1368, 2003
2）Wong RK, Palsson OS, Turner MJ *et al*：Inability of the RomeⅢ criteria to distinguish functional constipation from constipation-subtype irritable bowel syndrome. *Am J Gastroenterol* **105**：2228-2234, 2010

3 慢性便秘症治療の考え方と治療アルゴリズム

はじめに

わが国は未曽有の高齢化社会を迎えており，それに伴い高齢者の病気である慢性便秘症患者数も増加の一途をたどっている．このような背景で近年慢性便秘症に対する多くの新薬が登場してきた．また慢性便秘症はあらゆる診療科で遭遇する診療科横断的疾患であり，どのように診断治療するかは非専門医が対処しなければならないことが多い．このようななかで2017年わが国初の慢性便秘症診療ガイドラインが刊行された．

ここでは，わが国のガイドラインを中心に治療をどう進めるかを解説したい．

1.　生活習慣の改善

慢性便秘症の治療といえば最初に思い浮かぶのが食生活の改善などの生活習慣の改善であろう．生活習慣の改善に関してガイドラインでは**図1**のようにエビデンスレベルは低いものの進めてもよいといったニュアンスである．治療上重要なのは外来の問診で，若い女性のダイエットや高齢者などの極端な食事摂取量低下による便秘症は食事をとることが治療にきわめて有効であることがあり注意したい．海外ではまずは生活習慣の改善であ

CQ
CQ5-01　慢性便秘症に生活習慣の改善は有効か？
ステートメント
適切な食事や運動，腹壁マッサージは慢性便秘症の症状改善に有効でありおこなうことを提案する．（推奨の強さ：2，合意率：96%）（エビデンスレベル：C）

図1　生活習慣の改善に関するガイドラインでの位置づけ

（慢性便秘症診療ガイドライン 2017，日本消化器病学会関連研究会，慢性便秘の診断・治療研究会，南江堂，東京，2017 より引用）

るが，わが国ではいかがであろう．確かに重要ではあるが外来に便秘で困った患者を前にして薬ではなく生活指導をすると患者が受け入れてくれない．また生活習慣といった本来重要な医療的アドバイス・指導に関して保険適用が認められておらず医師もおこないにくいといった点があげられる．患者の治療の継続率を下げないといった観点から著者らはまず薬物治療をおこない，並行して生活習慣の問題点を聞き出し改善していくやり方を実践している．食事に関しては食事量，とくに食物繊維の摂取量に関してアドバイスをおこなう．食物繊維の推奨摂取量は厚生労働省の「日本人の食事摂取基準（2015年版）の概要」[1)]によると，1日あたり成人男性20 g以上，成人女性18 g以上となっている．具体的には1日あたりキャベツひと玉程度である．一方腹壁マッサージなどは有効

表1　わが国で用いられる慢性便秘症に対する薬物治療薬一覧（＊：「便秘症」での保険適用無し）

分類	一般名
①生活習慣の改善（食事，運動，飲酒，睡眠など）	
②内服薬による治療	
i）プロバイオティクス*	
ii）膨張性下剤	（一般名） カルボキシメチルセルロース ポリカルボフィルカルシウム*など
iii）浸透圧性下剤	
（種類）	（一般名）
a. 塩類下剤	酸化マグネシウム クエン酸マグネシウム 水酸化マグネシウム 硫酸マグネシウムなど
b. 糖類下剤	ラクツロース* D-ソルビトール* ラクチトールなど
c. 浸潤性下剤	ジオクチルソジウムスルホサクシネート
iv）刺激性下剤	
（種類）	（一般名）
a. アントラキノン系	センノシド センナ アロエなど
b. ジフェニール系	ビサコジル ピコスルファートナトリウムなど
v）上皮機能変容薬	
（種類）	（一般名）
a. クロライドチャネルアクチベーター	ルビプロストン
b. グアニル酸シクラーゼC受容体アゴニスト	リナクロチド
vi）消化管運動賦活薬	
（種類）	（一般名）
5-HT_4受容体刺激薬	モサプリド*
vii）漢方薬	（一般名） 大黄甘草湯 麻子仁丸 大建中湯*など
③バイオフィードバック療法（機能性便排出障害に対して）	
④外用薬による治療	
i）坐薬	（一般名） 炭酸水素ナトリウム坐薬 ビサコジル坐薬など
ii）浣腸	（一般名） グリセリン浣腸 微温湯浣腸 石鹸浣腸など

（慢性便秘症診療ガイドライン 2017，日本消化器病学会関連研究会，慢性便秘の診断・治療研究会，南江堂，東京，2017 より改変引用）

性に疑問もあるが，治療の動機付けには有用であることを外来で経験する．便秘患者は便意が乏しく直腸に糞便が存在してもトイレに行かないことが多い．腹壁マッサージはそのために時間を割くことで排便するきっかけを作り，マッサージの後にトイレに行くプロセスが進むようであり，ときに治療効果の助けになることがある．

CQ
CQ5-04　慢性便秘症に浸透圧性下剤は有効か？
ステートメント
慢性便秘症に対して浸透圧性下剤は有用であり使用することを推奨する．ただし，マグネシウムを含む塩類下剤使用時は，定期的なマグネシウム測定を推奨する．（推奨の強さ：1，合意率：98%）（エビデンスレベル：A）

図2　浸透圧性下剤のガイドラインでの位置づけ

（慢性便秘症診療ガイドライン 2017，日本消化器病学会関連研究会，慢性便秘の診断・治療研究会，南江堂，東京，2017 より引用）

治療の基本

緩下剤（酸化マグネシウム製剤など）

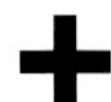

刺激性下剤の頓用使用

図3　著者らの考える便秘薬物療法の基本

2.　薬物治療

薬物治療に関してはわが国の『慢性便秘症診療ガイドライン 2017』では**表1**のように一覧を提示しているが，その後新薬としてエロビキシバット，モビコール® 配合内用剤などが上市された．わが国における薬物治療は酸化マグネシウム製剤とアントラキノン系刺激性下剤がこれまでおもに用いられてきたため，医師の処方経験は豊富であるがガイドライン上では**図2**のように塩類下剤である酸化マグネシウム製剤は浸透圧性下剤の範疇に分類されエビデンスレベルも高く強い推奨になっている．ただし，定期的な血清マグネシウム濃度の測定をするようなコメントがついている．したがって定期的血液チェックで血清マグネシウム濃度が高ければ減量ないしは他剤に切り替えるべきということである．

とくに高齢者や糖尿病患者などの腎機能低下のリスクが高い患者では要注意である．日本老年医学会より発刊された『高齢者の安全な薬物療法ガイドライン 2015』では，腎機能障害を有する高齢者には，酸化マグネシウム製剤の投与は注意すべきと記されている[2]．わが国の保険診療では最初に処方すべき緩下剤が酸化マグネシウム製剤であるので上記の点は留意すべきであろう．わが国における最近の調査研究では酸化マグネシウム製剤が投与された患者のじつに 23%が高マグネシウム血症を発症していたという[3]．本研究では高マグネシウム血症のリスク因子として，①年齢：68 歳以上，②推算糸球体濾過量（estimated glemerular filtration rate：eGFR）：55.4 以下，③血清尿素窒素（blood urea nitrogen：BUN）：22.4 以上，酸化マグネシウム製剤の用量：1,650 mg/日以上，④酸化マグネシウム製剤服用期間：36 日以上などが考えられるという．したがって腎機能低下例や高齢者では投与量の低減または他剤への切り替えを検討すべきであると考えられる．浸透圧性下剤の範疇でわが国では酸化マグネシウム製剤以外に，現在ではラクツロースやモビコール® 配合内用剤などが処方可能である．

わが国で酸化マグネシウム製剤についで多く処方されまた処方経験の豊富な便秘薬が刺激性下剤，とくにセンナ，センノシドなどのアントラキノン系下剤である．刺激性下剤は非常に切れ味がよく，強力で排便をさせるためには非常に強力かつ有効であるが，この使い方が重要である．アントラキノン系刺激性下剤は習慣性や依存性，とくに薬剤耐性があり連用すると効果の減弱に加え依存性が強くなる．ガイドラインでもこのため短期間の使用ないしは頓用使用を推奨している．著者らはアントラキノン系刺激性下剤を処方する際には週 1 回ないしは最大で 2 回までと限定して出している．本薬剤の使い方のコツはベースに緩下剤を毎日処方してそれでも効かないときに限って刺激性下剤をオンデマンドで内服するのが最もベストな使い方である（**図3**）．これまでわが国ではアントラキノン系刺激性下剤を漫然と毎日連用する傾向があったが厳に慎むべきであろう．

3. 新薬の位置づけと治療の進め方はどうあるべきか

便秘症治療の新薬が近年多く出ているがいずれも厳密な臨床治験を経て当局の承認を受けておりそのエビデンスレベルは高く，安全性や有効性は高いレベルは担保されている．実際ガイドラインに掲載されているリナクロチドやルビプロストンなどの上皮機能変容薬（海外では分泌型下剤といわれる）は強い推奨でエビデンスレベルはトップクラスになっている．

新薬が多く使える状況ではあるが，わが国の保険診療では最初にまず使うのは酸化マグネシウム製剤や刺激性下剤ということが保険上勧奨されている（保医発）．したがって治療の手順はまず酸化マグネシウム製剤を用いる．つぎに腎機能低下例など酸化マグネシウム製剤が使いにくい患者や酸化マグネシウム製剤で十分治療効果が認められない患者に関しては他剤を検討する．現在多くの新薬があり選択肢が豊富であることは患者に朗報であるが，無効の際には間髪を入れずに順次切り替えるべきであろう．効果不十分の際はつぎに併用になる．併用は刺激性下剤の頓用化，酸化マグネシウム製剤をアドオンすることになろう（**図4**）．ある程度便秘が治療できそうである場合は最後の仕上げは便の形状（性状）の正常化を目指して薬剤の投与量を調整することである．具体的にはブリストル便形状スケール（Bristol stool scale：BSS）の4型を目指す．われわれの最近の検討では治療により便形状が4型の場合最も排便に関する満足度が高いことが明らかになった（**図5**）[4]．これまで

便秘症治療のフローチャート（私見）

1st line： 酸化マグネシウム製剤 （2.0 g/日まで）	✓患者の排便状態や症状に応じて用量を調節しながらコントロール
▼	
2nd line： 各種新規治療薬 ルビプロストン リナクロチド エロビキシバット水和物 モビコール® 配合内用剤 ラクツロース	以下の場合は新薬に切り替え ✓コントロール不十分 （排便回数，症状） ✓eGFR<60 （高齢者，糖尿病合併例など）
▼	
3rd line： 酸化マグネシウム製剤 刺激性下剤（頓用） 漢方薬など	新薬でコントロールできない場合は以下対応 ✓硬便⇒酸化マグネシウム製剤の併用 ✓排便が得られない ⇒刺激性下剤※の併用 ※ただし，依存を防ぐためあくまで頓用
▼	
専門医へ紹介を検討	✓排便機能障害を疑う

eGFR：estimated glemerular filtration rate
（推算糸球体濾過量）

図4 保険診療における便秘症薬の使い方の手順（私案）

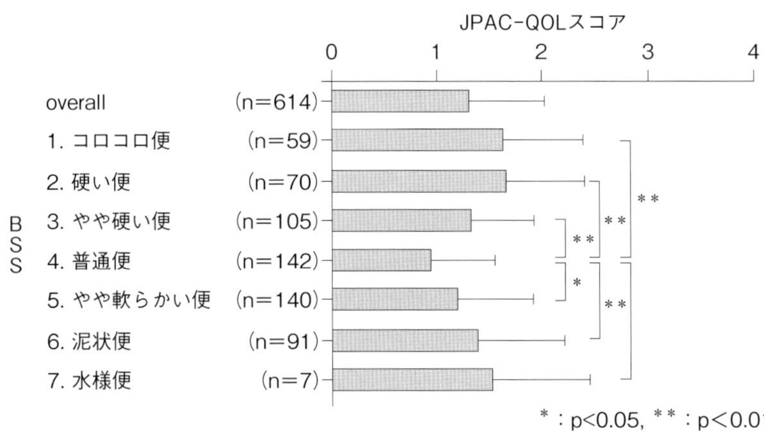

図5 ブリストル便形状スケールとQOLの関係

便形状別の患者満足度調査．通常便（4型）が最もQOLスコアがすぐれており，硬便・水様便と比較して通常便は有意にQOLスコアがよい．JPAC-QOLスコアは低いほどQOLがよい．

JPAC-QOL：Japanese patient assessment of constipation quality of life

（Ohkubo H *et al*. 2019[4]より引用）

の便秘症治療は便秘症薬を出して出たか出ないかといったきわめて質の低い治療であったが，多くの新薬の登場で患者満足度の高い治療として薬剤投与量の調整を通じて便形状を普通便(4型)にすることで高い満足度すなわち高い処方継続率が期待できるのではないかと思われる．

おわりに

近年便秘症の新薬がつぎつぎと登場してきている．これは裏を返せば高齢化社会などで患者が増加してきており需要があるからであろう．またパーキンソン病のような症候性や薬剤性の便秘なども非常に患者数が増加してきている．このような状況で慢性便秘症診療はあらゆる診療科で対応しなければならない診療科横断的疾患でもある．今後は便秘症患者に薬を出して効いたかどうかを聞くだけの治療から薬剤選択を吟味して患者満足度の高い4型の便の達成をゴールとした治療戦略が求められていると思われる．

（中島　淳／三澤　昇／吉原　努／芦苅 圭一／冬木 晶子／日暮 琢磨／大久保秀則）

文　献

1) 厚生労働省：日本人の食事摂取基準(2015年版)の概要 https://www.mhlw.go.jp/file/04-Houdouhappyou-10904750-Kenkoukyoku-Gantaisakukenkouzoushinka/0000041955.pdf
2) 高齢者の安全な薬物療法ガイドライン 2015，日本老年医学会，日本医療研究開発機構研究費・高齢者の薬物治療の安全性に関する研究研究班，メジカルビュー社，東京，2015
3) Wakai E, Ikemura K, Sugimoto H *et al*：Risk factors for the development of hypermagnesemia in patients prescribed magnesium oxide：a retrospective cohort study. *J Pharm Health Care Sci* **5**：4, 2019
4) Ohkubo H, Yoshihara T, Misawa N *et al*：Relationship between stool form and quality of life in patients with chronic constipation：an internet questionnaire survey. *Digestion* **1**：1-8, 2019

Part 4

ポリエチレングリコール製剤の特徴と慢性便秘症治療における役割

1 ポリエチレングリコール製剤の薬理学的特徴と臨床薬理

はじめに

便秘症状を訴える患者は，実際に慢性的に便秘を有する患者のなかの氷山の一角である．長年の習慣として病気と捉えていない，羞恥心により便通の話をしたがらないなどの理由で，医療提供者が適切に探りを入れない限り発覚しないことが多い．便秘はきわめて頻度の高い症状であり，慢性便秘症は罹患率の高い疾患であることを念頭に置きたい．

このような実態に反して，これまでの便秘治療は旧態依然たるものであった．便秘の病態を的確に把握しない医師も多く，非薬物治療はほとんど無視され，便秘症治療薬の作用機序や使い分けも正しく把握されていたとはいいがたい．ここ数年，ようやくわが国でも新しい便秘症治療薬が日常診療で使用可能となった．この機会にそれぞれの特質を活かしながら正しい使い分けをすることは重要である．なかでもとりわけ有力な選択肢として期待されるポリエチレングリコール(polyethylene glycol：PEG)製剤について解説してみたい．

1. PEG製剤とは

もともとは工業用成分であったPEGが医薬品として注目されたのは大腸内視鏡前処置としての腸管洗浄剤の開発にさかのぼる．1980年Davisら[1)]は腸管でほとんど吸収・分泌を受けない消化管灌流液を開発したが，浸透圧調整物質としてPEGを用いた点が画期的であった．開発者によりGolytelyと名付けられたこのPEG電解質液は，数々の臨床試験や実臨床において，最もすぐれた腸管洗浄剤として大腸内視鏡前処置の標準として定着した[2)3)]．また，組成変更により味の改善を図ったPEG電解質液が同じ研究グループにより開発され，NuLYTELY®という製品名で広く臨床に用いられるようになった[4)]．わが国においてもニフレック®，モビプレップ®などの製品名で，大腸内視鏡検査前処置のための腸管洗浄剤としてPEG電解質液が広く用いられている．

2. PEG製剤の便秘症治療への応用

当初よりGolytelyの緩下作用は注目されており，慢性便秘症治療への応用が試みられていた．数々の臨床試験でその有効性と長期使用における安全性が確認され[5)～7)]，米国の二大消化器病学会

表1　MOVICOL® の組成（NuLYTELY® との比較）

成分	MOVICOL®		NuLYTELY®	
	含量 g/包	調整時濃度 g/l	含量 g/包	調整時濃度 g/l
マクロゴール 3350	6.6525	105	420	105
塩化ナトリウム	0.1754	2.806	11.2	2.8
炭酸水素ナトリウム	0.0893	1.429	5.72	1.43
塩化カリウム	0.0251	0.402	1.48	0.37
調整溶液量		0.0625 l		4 l

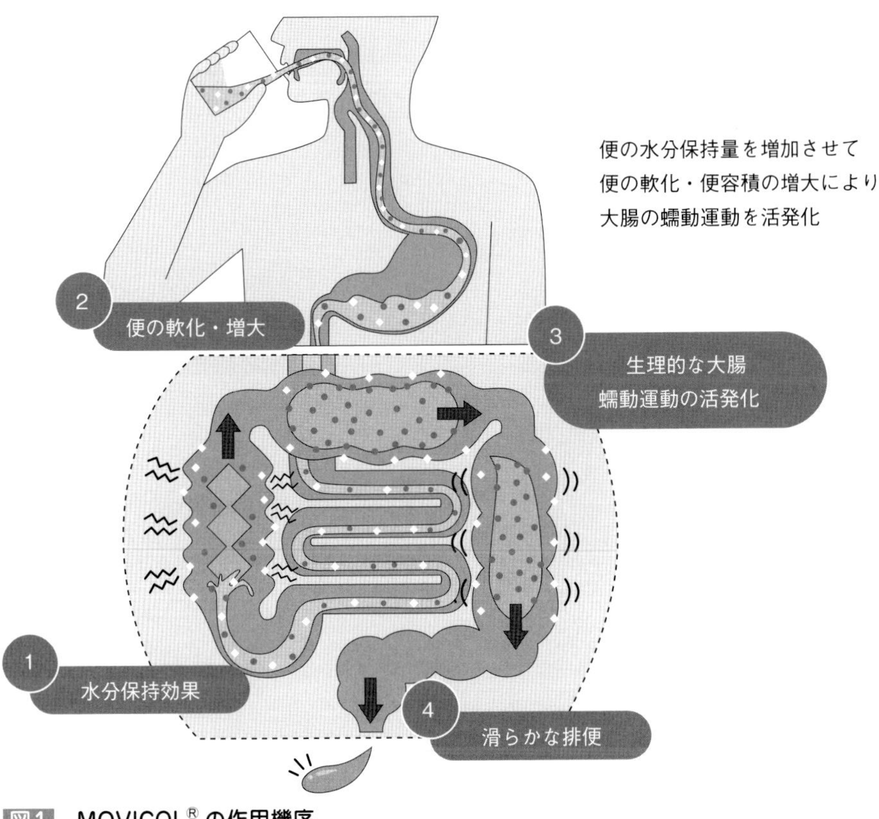

図1　MOVICOL® の作用機序
〔EA ファーマ(株)作製のイメージ図より転用〕

からも推奨される便秘症治療薬としての地位を確立した[8)9)].

一方ヨーロッパではNorgine社によりNuLYTELY® と同一組成を有する便秘症治療薬MOVICOL® が開発され，とくに小児の便秘症例において高い有効性と安全性を呈することが注目された．両者の組成を**表1**に示す．ポリエチレングリコールとして用いられているのがマクロゴール3350である．包装内の含有量は大きく異なるものの，調整された溶液での成分濃度はほぼ同一である．一度に大量を服用し一気に腸管洗浄するか，少しずつ連日服用してじっくり便秘を治療するかの違いがある．もちろん小児だけでなく成人の便秘症における有効性と安全性も検証され，同じ浸透圧性下剤であるラクツロースよりも高い評価を得ている[10)]．最近の世界消化器病学会ガイド

表2　おもな便秘症治療薬とPEG製剤の位置づけ

分　類	代表的な薬剤	特　徴
膨張性下剤	カルメロースナトリウム	高い安全性 販売終了(原末は服用困難)
浸透圧性下剤	酸化マグネシウム製剤 ラクツロース PEG製剤	安全性は比較的高い 十分な臨床効果 長期使用に適する
刺激性下剤	センノシド ピコスルファートナトリウム水和物	顕著な効果で濫用されやすい 耐性・習慣性(精神的依存)
そのほかの機序の新規便秘症治療薬	ルビプロストン リナクロチド エロビキシバット水和物	主として二次治療薬として用いられる
消化管運動亢進薬	モサプリド	有効だが保険適用外
局所製剤	炭酸水素ナトリウム ビサコジル	便排出障害に有効

PEG：polyethylene glycol(ポリエチレングリコール)

ラインでも，PEG製剤は便秘症治療薬として強く推奨されている[11)].

3.　PEG製剤の薬理作用

1) 薬物動態

経口摂取されたPEGは，消化管でほとんど吸収されず変化も受けず，そのまま消化管から体外に排泄される．吸収を受けたPEGは尿中に排泄される．

配合電解質は小腸，大腸で吸収・分泌を受けるが，最終的に摂取されたものと同成分が消化管から排泄されるよう調整されている．ただしこれは理論や実験的環境において確認されていることであり，服用条件に差異のある実臨床で電解質変動がまったくないことを保証するものではない．

2) 薬力学

経口摂取されたPEGは吸収を受けずに消化管を通過し，浸透圧作用により腸管内水分量を保持する．その結果，便の水分は増加し，便の容量増加と軟化が得られる(この作用は中腸由来の右半結腸で生じると推測できる)．容量増加した便が大腸の生理的蠕動運動を活性化し(この作用は後腸由来の左半結腸で生じると推測できる)，自然な排便を促す(**図1**)．

ほかの配合成分は直接緩下作用に関与しないで，生体内の電解質変動が最小となるように調整され配合されている．

4.　薬理学的特徴からみたPEG製剤の位置づけ

おもな便秘症治療薬を**表2**に示す．刺激性下剤は顕著な効果が得られる反面，習慣性や腸管の器質的変化が危惧されるため，濫用を慎むべきである．塩類下剤の酸化マグネシウム製剤は比較的長期使用に向いているが，高齢者や重篤な併存疾患を有する例では電解質変動が問題となる．膨張性下剤は効果が強くないが最も生理的にはたらくので，軽症例での長期使用に適切であった．しかし服用困難な原末を残し発売中止となってしまった．新規の便秘症治療薬はその効果に関する明確なエビデンスがあり，海外のガイドラインでも推奨されている．実臨床では投与量の調節が困難な例があることや長期連用での安全性が未確認などの点から，第一選択となることは少ない．

PEG製剤はその薬理作用を考えると，腸管内で緩徐に作用しながら最も自然な排便が期待できる．また薬物動態から考えて，長期使用における理論的安全性は高いと思われる．投与量の調節もしやすく，慢性便秘症に対するファーストライン治療薬と位置付けられる．

おわりに

便秘症治療薬としてのPEG製剤の臨床薬理につき解説した．近年，便秘症治療薬の選択肢は豊富となった．それぞれの薬剤の特性を理解し，個々の便秘症例の病態を考察して，最も適切な薬剤を選択する必要がある．

（上野 文昭）

文 献

1）Davis GR, Santa Ana CA, Morawski SG *et al*：Development of a lavage solution associated with minimal water and electrolyte absorption or secretion. *Gastroenterolgy* **78**：991-995, 1980
2）DiPalma JA, Brady CE 3rd, Stewart DL *et al*：Comparison of colon cleansing methods in preparation for colonoscopy. *Gastroenterology* **86**：856-860, 1984
3）上野文昭，荒川正一，岩村健一郎ほか：特殊組成電解質液服用による大腸内視鏡前処置法．日本消化器内視鏡学会雑誌 **29**：509-515, 1987
4）Fortran JS, Santa Ana CA, Cleveland MvB：A low-sodium solution for gastrointestinal lavage. *Gastroenterology* **98**：11-16, 1990
5）Andorsky RI, Goldner F：Colonic lavage solution (polyethylene glycol electrolyte lavage solution) as a treatment for chronic constipation：a double-blind placebo-controlled study. *Am J Gastroenterol* **85**：261-265, 1990
6）Corazziari E, Badiali D, Brazzochi G *et al*：Long term efficacy, safety, and tolerability of low daily doses of isosmotic polyethylene glycol electrolyte balanced solution (PMF 100) in the treatment of functional chronic constipation. *Gut* **46**：522-526, 2000
7）Dipalma JA, Cleveland MV, McGowan J *et al*：A randomized, multicenter, placebo-controlled trial of polyethylene glycol laxative for chronic treatment of chronic constipation. *Am J Gastroenterol* **102**：1436-1441, 2007
8）Brandt LJ, Prather CM, Quigley EM *et al*：Systematic review on the management of chronic constipation in North America. *Am J Gastroenterol* **100**：S5-S21, 2005
9）American Gastroenterological Association, Bharucha AE, Dorn SD *et al*：American Gastroenterological Association medical position statement on constipation. *Gastroenterology* **144**：211-217, 2013
10）Lindberg G, Hamid SS, Malfertheiner P *et al*：World Gastroenterology Organisation global guideline：constipation—a global perspective. *J Clin Gastroenterol* **45**：483-487, 2011
11）Lee-Robichaud H, Thomas K, Morgan J *et al*：Lactulose versus polyethylene glycol for chronic constipation. *Cochrane Database Syst Rev* **7**：CD007570, 2010

2　各国における慢性便秘症の診断基準とガイドライン
—ポリエチレングリコール製剤の位置づけ—

はじめに

2017年10月にわが国ではじめて慢性便秘症に関する診療ガイドラインが発刊され，ようやくこの分野がエビデンスにもとづいて整備されつつある．ここ数年で多くの新しい薬剤も発売され，その使い分けが実地臨床現場で注目されている．ポリエチレングリコール(polyethylene glycol：PEG)製剤は，海外では便秘症に対する薬物治療の第一選択薬として使用されていることが多いが，わが国では，以前から酸化マグネシウム製剤や刺激性下剤が第一選択として用いられてきた．2018年11月にわが国でも，ようやくPEG製剤が発売となり，現在，PEG製剤を含めた新しい薬剤のポジショニングが注目されている．

ここでは，各国の便秘症の診断基準とガイドラインならびにPEG製剤の位置づけについて概説する．

1.　各国における便秘症の診断基準

慢性便秘症の罹患率を報告している論文は数多く存在する．一般的に便秘症の診断基準はRome基準が用いられ[1)~8)]，国別に独自の基準が作成されているわけでない．

Rome Ⅳでは機能性便秘(functional constipation：FC)を「排便回数が少ないか排便困難感や残便などがおもな症状の機能性疾患」と定義している．さらに「過敏性腸症候群(irritable bowel syndrome：IBS)の診断基準に該当してはならず，腹痛や腹部膨満感を有してもよいが，おもな症状であってはならない」と条件を付加している[9)]．一方Rome Ⅰを慢性便秘症の診断基準に含めていない米国消化器病学会(American Gastroenterological Association：AGA)[10)]の基準(2013年)では慢性便秘症を「排便回数が少ないか，排便困難，あるいはその両症状を特徴とする不満足な排便状態が3ヵ月以上持続している状態」と定義している．わが国の慢性便秘症診療ガイドラインでは実際の日常臨床では慢性便秘症の原因の一つとしてIBSがあると考えたほうが合理的であるとして「過敏性腸症候群(irritable bowel syndrome：IBS)の基準を満たさない」と「下剤を使用しないときに軟便になることはまれである」の条件は除外している[11)]．このように微細な違いはあれども，一般的に便秘症は排便回数が少ないか便秘症に伴う症状をもって診断されているのが現状である．

2.　海外におけるPEG製剤の位置づけ(表1)

小児に関しては，英国のNICE(National Insti-

表1　海外におけるPEG製剤の位置づけ

ガイドライン等	記載内容
米国胃腸科学会(ACG)(2005年)	PEG製剤は慢性便秘症患者において便回数と便の硬さを改善させる効果がある.
世界消化器病学会(WGO)(2010年)	生活習慣や食習慣の改善で効果が乏しければ,次治療には最もエビデンスが高い薬剤としてPEG製剤があげられている.
NICE(英国)(2010年)	PEGに電解質を加えたものを宿便および慢性便秘症の薬物治療の第一選択薬として推奨している.
米国消化器病学会(AGA)(2013年)	治療アルゴリズムにおいて大腸通過正常型,大腸通過遅延型の便秘症に対する薬物治療の第一選択としてPEG製剤が用いられ,その使用が推奨されている.
北米小児栄養消化器肝臓学会/欧州小児栄養消化器肝臓学会(2014年)	小児便秘症の治療にはPEG製剤の使用が推奨されており,服用しやすいなどの点がほかの浸透圧性下剤よりもすぐれていると記載されている.

PEG：polyethylene glycol(ポリエチレングリコール)

tute for Health and Care Excellence)guideline「Clinical management of idiopathic constipation in children and young people」(2010年)[12]では,PEG(PEG3350)に電解質を加えたものを宿便および慢性便秘症の薬物治療の第一選薬として推奨している.宿便ではまずPEGに電解質を加えたものを徐々に用量を増加させて2週間服用し,治療ができない場合や継続して服用できない場合には刺激性下剤などのほかの下剤の併用や変更が推奨されている.また,慢性便秘症の維持療法でもPEGに電解質を加えたものを,症状に応じて用量を調節しながら使用することが記載されている.また北米小児栄養消化器肝臓学会および欧州小児栄養消化器肝臓学会[13]の便秘症診療ガイドライン(2014年)においても,小児便秘症の治療にはPEG製剤の使用が推奨されており,服用しやすいなどの点がほかの浸透圧性下剤よりもすぐれていると記載されている.2013年の『小児慢性機能性便秘症診療ガイドライン』では,PEG製剤がプラセボ,ラクツロース,酸化マグネシウム製剤より効果的であると記載されている[14].一方,成人に関してはAGA[15]では治療アルゴリズムにおいて大腸通過正常型,大腸通過遅延型に対する薬物治療の第一選択としてPEG製剤が用いられ,その使用が推奨されている.また米国胃腸科学会(American

表2　利用できる緩下剤と推奨度の強さ(GRADE criteria)

	推奨度	エビデンスの質
食物繊維	強い	低い
浸透圧性下剤		
PEG製剤	強い	高い
ラクツロース	強い	低い
マグネシウム	NA	NA
刺激性下剤		
ビサコジル	強い	中等度
センナ	NA	NA
上皮機能変容薬		
ルビプロストン	強い	高い
リナクロチド	強い	高い

PEG：polyethylene glycol(ポリエチレングリコール)
NA：not assessed

(Wald A, 2016[18]より改変引用)

College of Gastroenterology：ACG)[16]でもPEG製剤は慢性便秘症患者において便回数と便の硬さを改善させる効果があると記載されている(2005年).世界消化器病学会(World Gastroenterology Organisation：WGO)[17]のガイドライン(2010年)でも生活習慣や食習慣の改善で効果が乏しければ,次治療には最もエビデンスが高い薬剤としてPEG製剤があげられている.またAGAとACGによる2016年12月のクリニカルレビュー(**表2**)のなかでもPEG製剤の位置づけとしては上皮機能変容薬とならんで推奨度は“強い”，エビデンスの質も“高い”となっており，世界的にも臨床現場でも治療のフロントラインで用いる薬剤とされ，高いエビデンスレベルをもつ便秘症薬として位置づけられている[18]．

3. わが国におけるPEG製剤の位置づけ

わが国ではこれまで便秘症治療の多くが酸化マグネシウム製剤と刺激性下剤を用いておこなわれていた．このためPEG製剤を用いた便秘症治療をおこなうことはなく，またPEG製剤も未発売であり使用することができなかった．PEG製剤に関して，わが国においては『小児慢性機能性便秘症診療ガイドライン』(2013年)および『慢性便秘症診療ガイドライン』(2017年)のなかで記載はあるが，2018年11月にモビコール® 配合内用剤が発売されるまでは先述したようにわが国でのPEG製剤の保険適用はなく開発が待望されていた．発売されてから実際に使用してみると安全であり，用量調節が非常にしやすいなどの多くの利点があり，わが国でもPEG製剤の使用成績の集積結果が期待される．

おわりに

各国の慢性便秘症の診断基準および海外におけるPEG製剤の位置づけについて概説した．わが国でも慢性便秘症診療ガイドラインが2017年に発刊されているがPEG製剤は当時保険適用がなかったため詳細な記載はなかった．しかしわが国でもようやくPEG製剤が発売され，PEG製剤以外の新たな製剤も発売されているため，治療の選択肢は増えてきているのが現状である．今後，PEG製剤の使用頻度は増加すると考えられるが，どのようなポジショニングで使用すべきかが今後の課題である．

(田村 彰朗／富田 寿彦／三輪 洋人)

文　献

1) Jun DW, Park HY, Lee OY *et al*：A population-based study on bowel habits in a Korean community：prevalence of functional constipation and self-reported constipation. *Dig Dis Sci* **51**：1471-1477, 2006
2) Rajput M, Saini SK：Prevalence of constipation among the general population：a community-based survey from India. *Gastroenterol Nurs* **37**：425-429, 2014
3) Pare P, Ferrazzi S, Thompson WG *et al*：An epidemiological survey of constipation in Canada：definitions, rates, demographics, and predictors of health care seeking. *Am J Gastroenterol* **96**：3130-3137, 2001
4) Adibi P, Behzad E, Pirzadeh S *et al*：Bowel habit reference values and abnormalities in young Iranian healthy adults. *Dig Dis Sci* **52**：1810-1813, 2007
5) Peppas G, Alexiou VG, Mourtzoukou E *et al*：Epidemiology of constipation in Europe and Oceania：a systematic review. *BMC Gastroenterol* **8**：5, 2008
6) Higgins PD, Johanson JF：Epidemiology of constipation in North America：a systematic review. *Am J Gastroenterol* **99**：750-759, 2004
7) Cheng C, Chan AO, Hui WM *et al*：Coping strategies, illness perception, anxiety and depression of patients with idiopathic constipation：a population-based study. *Aliment Pharmacol Ther* **18**：319-326, 2003
8) Chu H, Zhong L, Li H *et al*：Epidemiology characteristics of constipation for general population, pediatric population, and elderly population in China. *Gastroenterol Res Pract* 532734, 2014
9) Mearin, F, Lacy BE, Chang L *et al*：Bowel disorders. *Gastroenterology* **150**：1393-1407, 2016
10) Ford AC, Moayyedi P, Lacy BE *et al*：American College of Gastroenterology monograph on the management of irritable bowel syndrome and chronic idiopathic constipation. *Am J Gastroenterol* **109**(Suppl 1)：S2-S26, 2014
11) 慢性便秘症診療ガイドライン 2017，日本消化器病学会関連研究会，慢性便秘の診断・治療研究会編，南江堂，東京，2017，p6
12) National Institute for Health and Care Excellence：Constipation in children and young people：diagnosis and management, 2010, pp17-22
13) Tabbers MM, Dilorenzo C, Berger MY *et al*：Evaluation and treatment of functional constipation in infants and children：evidence-based recommendations from ESPGHAN and NASPGHAN. *J Pediatr Gastroenterol Nutr* **58**：258-274, 2014
14) 小児慢性機能性便秘症診療ガイドライン，日本小児栄養消化器肝臓学会，日本小児消化管機能研究会編，診断と治療社，東京，2013
15) Bharucha AE, Pemberton JH, Locke GR 3rd：American Gastroenterological Association technical review on constipation. *Gastroenterology* **144**：218-238, 2013
16) American College of Gastroenterology Chronic Con-

stipation Task Force：An evidence-based approach to the management of chronic constipation in North America. *Am J Gastroenterol* **100**：S1-S4, 2005

17) Lindberg G, Hamid SS, Malfertheiner P *et al*：World Gastroenterology Organisation global guideline：constipation-a global perspective. *J Clin Gastroenterol* **45**：483-487, 2011

18) Wald A：Constipation：advances in diagnosis and treatment. *JAMA* **315**：185-191, 2016

3 小児における慢性便秘症のガイドラインとポリエチレングリコール製剤の位置づけ

はじめに

便秘は，国内外を問わず世界中の小児が抱える問題である．なかでも，小児の便秘症の大半を占める機能性便秘症は，0.5～29.6％の小児にみられ[1)～3)]，小児科の受診患者の3～5％にあたる[4)]と報告されている．硬便の排泄や排便時の痛み，ときに反復性の腹痛が問題となる小児の機能性便秘症では，容易に再燃と悪化をくり返し，慢性的な経過をたどることも多いため，患児や家族のQOLも障害しうる．早期かつ適切な治療により，症状が改善するだけではなく，完全に消失することも期待され，国内外でエビデンスにもとづき作成された診療ガイドラインが発表されている[5)～7)]．一方，わが国独自のガイドラインが作成された経緯には，欧米との生活習慣や医療状況の違いに加えて，とくに薬物療法における使用薬剤の相違が著しいことにあった[5)]．国内で経験的に使用されている便秘症薬の多くは，小児適応も有効性に関するエビデンスもないため，用法用量の記載がないままガイドラインに掲載されることになった．近年，欧米のガイドラインでは標準的な治療薬として位置づけられているポリエチレングリコール（polyethylene glycol：PEG）製剤が，わが国でも2歳以上の機能性便秘症児に対して承認され，わが国の小児の便秘症診療も新局面に入ろうとしている．

1．　小児便秘症の特徴

小児の機能性便秘症の発症には好発年齢があり，離乳食が開始となる乳児期，トイレトレーニング期にある幼児期，通学が開始となる学童期の3つが知られている[5)～7)]．なかでも，便回数が減少し便の硬さが増す幼児期には，硬い便を排泄する際の痛みが，便秘症発症に大きく関連している．排便の抑制は大脳の発達により1歳半前後で確立するとされ，硬便の排泄による排便時痛をくり返した結果，子どもは排便を怖がり我慢するようになる．排便時に，反り返ったり足を突っ張ったり，両足を立ったまま交叉させたりする“我慢姿勢”を，多くの養育者は，子供が大便をしようとしているのだと誤って認識している[8)]．排便の我慢から“便秘の悪循環”（**図1**）をきたすことが，便秘発症の第一の要因である．この時期に多くの子供がトイレトレーニング期を迎えるが，5人に1人の子どもが排便トレーニングを拒否するといわれており[9)]，不適切なトレーニングや排便の我慢が便秘発症につながる．そのほか，自閉スペクトラム症[10)]や注意欠如・多動性障害[11)]とも関連し，これらの障害をもつ子どもでは，排便に対す

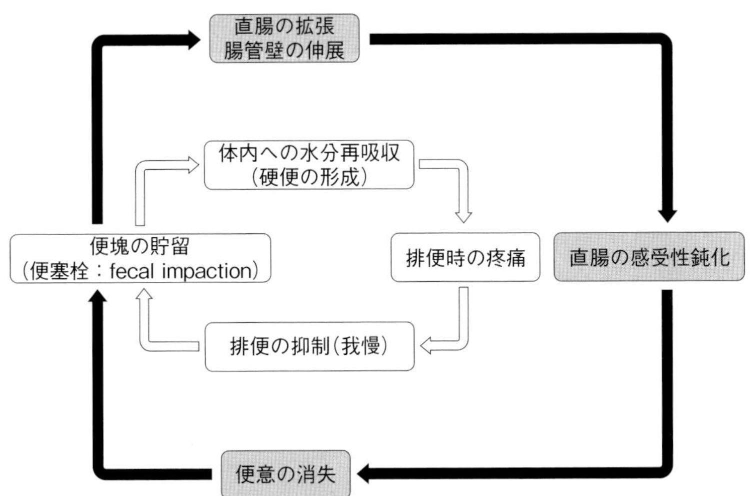

図1　便秘の悪循環
日常的に便が腸管内から十分に排泄されないため便が直腸に貯留しがちとなり，直腸壁をつねに伸展することにより直腸の反応性が低下し，結腸直腸運動が抑制され便意が鈍化する．さらに，排便時の痛みや出血など嫌な経験が排便回避につながり，便秘が増悪する．
（小児慢性機能性便秘症診療ガイドライン，2013[5]より引用）

る衝動を無視して，周囲の環境に強い興味や関心をもつことが一因とされる．

2.　診断

便秘症の診断では，「便秘症であるか否か」を症状・病歴，身体所見から確認することからはじまる．問診では，発症時期，便回数，便性や量，排便時痛や出血の有無，排便時の姿勢など，病歴や症状について詳細に聴取する．機能性消化管障害の国際分類であるRome Ⅳも問診の参考となる[12)13)]．器質性便秘は便秘症全体の5～10%程度とされ，基礎疾患を除外するために注意する指標“red flags”（**表1**）から，便秘症をきたす他疾患を鑑別する[5)]．詳細については，成書を参考されたい．

3.　治療

小児の便秘症診療では，生活習慣，授乳や食事，トイレトレーニング，薬物療法，さらに難治例に対して外科治療がおこなわれる[5)~7)]．これらの治療のうち，ここでは，小児の慢性機能性便秘症に対する薬物療法について記述する．治療目標は「便秘でない状態」に到達あるいは復帰し，それを維持することである．便塞栓（fecal impaction）の有無により，その後の治療方針は大きく異なる．

表1　便秘症をきたす基礎疾患を示唆する徴候（red flags）

徴候
胎便排泄遅延（生後24時間以降）の既往
成長障害・体重減少
くり返す嘔吐
血便
下痢（paradoxical diarrhea）
腹部膨満
腹部腫瘤
肛門の形態・位置異常
直腸肛門指診の異常
脊髄疾患を示唆する神経所見と仙骨部皮膚所見

（小児慢性機能性便秘症診療ガイドライン，2013[5]より引用）

1）便塊除去

便塞栓が存在する場合，患児の苦痛を引き起こすだけでなく，その後の維持治療の効果が得られにくいため，まずは便塊除去(disimpaction)をおこなう．経口治療薬と経直腸治療(浣腸や坐薬)の選択肢があるが，有効性を検討したプラセボ対照試験はない[5)〜7)]．Alper ら[14)]は便塊除去に関する5つの論文を検討し，完全な便塊除去の達成には2, 3日要するが，PEG 製剤は有効であると報告している．欧米のガイドラインでは，PEG 製剤と浣腸の効果が同等であり，高用量PEG製剤使用時には浣腸使用時よりも便失禁が多くなるとしながらも，子どもが嫌がり腹痛が生じやすい経直腸的治療よりも PEG 製剤使用を推奨している[6)7)]．わが国では，グリセリン浣腸が経験的に用いられることが多いが効果に関するエビデンスに乏しく[5)]，海外のガイドラインには掲載されていない．現時点では，国内で承認されたPEG製剤についても慢性便秘症の維持治療のみを適応として用量設定されており，今後，便塊除去に対する適応拡大が待たれる．

【処方例】

便塊除去として，

A．PEG4000

1〜1.5 g/kg/日(最長 6 日間連続で)(＊欧州/北米小児栄養消化器肝臓学会の診療ガイドライン[6)]による)．

B．小児用 PEG3350(マクロゴール 3350：6.563 g/包含有)プラス電解質

1 歳未満：1/2〜1 包/日，1〜5 歳：1 日目 2 包，その後 2 日間 4 包/日，その後 2 日間 6 包/日，その後 8 包/日，5〜12 歳：1 日目 4 包，その後 1 日あたり 2 包増量し，最大 12 包/日〔＊英国国立医療技術評価機構の診療ガイドライン[7)]による用法用量(ただし，いずれも小児向け英国国民医薬品集推奨ではない)〕．

C．成人用 PEG3350(マクロゴール 3350：13.125 g/包含有)プラス電解質

12〜18 歳：8 包/日(＊英国国立医療技術評価機構の診療ガイドライン[7)]による)．

2）維持治療

維持治療では，便を軟らかくし排便時の痛みや不快感を取り除くことが基本であり，原則として浸透圧性下剤から薬物治療を開始する[5)〜7)]．わが国では，乳児期にはマルツエキスやラクツロース，幼児期以降には酸化マグネシウム製剤が経験的に使用されることが多い[5)]．経口下剤であるPEG 製剤に関して Gordon ら[15)]は 18 の論文を解析し，PEG 製剤群がプラセボ群，ラクツロース群にくらべて，それぞれ有意に便回数の増加を認めたと報告している．Alper ら[14)]は小児機能性便秘症に対する PEG 製剤の有効性について 12 の比較研究を検討し，PEG 製剤がプラセボやラクツロースにくらべて有効であること，水酸化マグネシウム(milk of magnesia)，液体パラフィン，食物繊維と同等の効果であるが，より広く受け入れられているとしている[14)]．これらの結果をもとに，欧米のガイドラインでは低用量 PEG 製剤の使用が第一選択となっている[6)7)]．

【処方例】

維持治療として，

A．PEG3350 0.2〜0.8 g/kg/日(初期量は 0.4 g/kg/日)(＊欧州/北米小児栄養消化器肝臓学会の診療ガイドライン[6)]による)．

B．小児用 PEG3350(マクロゴール 3350：6.563 g/包含有)プラス電解質

1 歳未満：1/2〜1 包/日 1〜6 歳：1 包/日で規則正しく軟らかい排便になるように調整(最大 4 包/日)6〜12 歳：2 包/日で規則正しく軟らかい排便になるように調整(最大 4 包/日)〔＊英国国立医療技術評価機構の診療ガイドライン[7)]による(ただし，2 歳未満では小児向け英国国民医薬品集推奨ではない)〕．

C. 成人用PEG3350(マクロゴール3350：13.125 g/包含有)プラス電解質

12〜18歳：1〜3包/日を2週間までは分けて服用し，その後1〜2包/日(＊英国国立医療技術評価機構の診療ガイドラインによる).

前述したとおり，PEG製剤の承認前に発表されたわが国の診療ガイドラインには，浸透圧性下剤の選択肢の一つとしてPEG製剤の記載がない．小児国内第Ⅲ相試験における投与量をもとに設定されたPEG製剤の用法用量をつぎに示す.

D. モビコール® 配合内用剤〔PEG4000(マクロゴール4000：6.563 g/包含有)プラス電解質〕

2歳以上7歳未満：初回用量として1回1包を1日1回経口投与する．以降，症状に応じて適宜増減し，1日1〜3回経口投与，最大投与量は1日量として4包まで(1回量として2包まで)とする．ただし，増量は2日以上の間隔をあけておこない，増量幅は1日量として1包までとする.

7歳以上12歳未満：初回用量として1回2包を1日1回経口投与する．以降，症状に応じて適宜増減し，1日1〜3回経口投与，最大投与量は1日量として4包まで(1回量として2包まで)とする．ただし，増量は2日以上の間隔をあけておこない，増量幅は1日量として1包までとする.

12歳以上：初回用量として1回2包を1日1回経口投与する．以降，症状に応じて適宜増減し，1日1〜3回経口投与，最大投与量は1日量として6包まで(1回量として4包まで)とする．ただし，増量は2日以上の間隔をあけておこない，増量幅は1日量として2包までとする.

PEG製剤はラクツロース，水酸化マグネシウム，ミネラルオイル，プラセボより有効であるが，味がよくないため，とくにPEGに電解質を配合した製剤ではアドヒアランスが問題となる．PEG製剤のアドヒアランスを検討した報告[16]では，PEG製剤単独のほうがPEGに電解質を配合した製剤より服用しやすく，味がよいと回答した子どもが多かったとしている.

おわりに

近年，わが国の対象児に対して処方可能となったPEG製剤は，海外では，便塊除去，維持治療ともに有効性に関するエビデンスが立証されていることから，欧米の診療ガイドラインでは，小児便秘症診療の標準的な治療薬と位置付けられている．一方，わが国の便秘症児に対する有効性や安全性，アドヒアランスに関する検証ははじまったばかりである．先行して使用されている便秘症薬との使い分けや切り替え，併用の是非などを含めて，今後，検討すべき課題は多い.

(羽鳥 麗子)

文 献

1) Mugie SM, Benninga MA, Di Lorenzo C：Epidemiology of constipation in children and adults：a systematic review. *Best Pract Res Clin Gastroenterol* **25**：3-18, 2011
2) Walter H, Hovenkamp A, Rajindrajith S *et al*：OP-12 prevalence of functional constipation in infants and toddlers in Sri Lanka. *J Pediatr Gastroenterol Nutr* **61**：541, 2015
3) Bhatia V, Deswal S, Seth S *et al*：Prevalence of functional gastrointestinal disorders among adolescents in Delhi based on Rome Ⅲ criteria：a school-based survey. *Indian J Gastroenterol* **35**：294-298, 2016
4) Baker SS, Liptak GS, Colletti RB *et al*：Constipation in infants and children：evaluation and treatment. a medical position statement of the North American Society for Pediatric Gastroenterology and Nutrition. *J Pediatr Gastroenterol Nutr* **29**：612-626, 1999
5) 小児慢性機能性便秘症診療ガイドライン，日本小児栄養消化器肝臓学会，日本小児消化管機能研究会編，診断と治療社，東京，2013
http://www.jspghan.org/constipation/index.html
6) Tabbers MM, DiLorenzo C, Berger MY *et al*：Evaluation and treatment of functional constipation in infants and children：evidence-based recommendations from ESPGHAN and NASPGHAN. *J Pediatr Gastroenterol Nutr* **58**：258-274, 2014
http://www.naspghan.org/files/documents/pdfs/cme/jpgn/Evaluation_and_Treatment_of_Functional.24.pdf
7) Constipation in children and young people：diagnosis and management of idiopathic childhood constipation in primary and secondary care.

http://www.nice.org.uk/guidance/cg99/evidence/full-guidance-245466253

8）Loening-Baucke V：Prevalence, symptoms and outcome of constipation in infants and toddlers. *J Pediat* **146**：359-363, 2005

9）Borowitz SM, Cox DJ, Sutphen JL *et al*：Treatment of childhood encopresis：a randomized trial comparing three treatment protocols. *J Pediatr Gastroenterol Nutr* **34**：378-384, 2002

10）Gorrindo P, Williams KC, Lee EB *et al*：Gastrointestinal dysfunction in autism：parental report, clinical evaluation, and associated factors. *Autism Res* **5**：101-108, 2012

11）McKeown C, Hisle-Gorman E, Eide M *et al*：Association of constipation and fecal incontinence with attention-deficit/hyperactivity disorder. *Pediatrics* **132**：e1210-e1215, 2013

12）Benninga MA, Faure C, Hyman PE *et al*：Childhood functional gastrointestinal disorders：neonate/toddler. *Gastroenterology* **150**：1443-1455, 2016

13）Hyams JS, Di Lorenzo C, Saps M *et al*：Childhood functional gastrointestinal disorders：child/adolescent. *Gastroenterology* **150**：1456-1468, 2016

14）Alper A, Pashankar DS：Polyethylene glycol：a game-changer laxative for children. *J Pediatr Gastroenterol Nutr* **57**：134-140, 2013

15）Gordon M, Naidoo K, Akobeng AK *et al*：Osmotic and stimulant laxatives for the management of childhood constipation. *Cochrane Database Syst Rev* **7**：CD009118, 2012

16）Savino F, Viola S, Erasmo M *et al*：Efficacy and tolerability of peg-only laxative on faecal impaction and chronic constipation in children. a controlled double blind randomized study vs a standard peg-electrolyte laxative. *BMC Pediatr* **12**：178, 2012

4 ポリエチレングリコール製剤の副作用と安全性

はじめに

海外の小児慢性便秘症薬物治療のエビデンスを集積すると，「慢性便秘症に対して浸透圧性下剤は有用であり使用することを推奨する」とされ，これは最も質の高いエビデンスレベル A とされている[1]．これを受けて『小児慢性機能性便秘症診療ガイドライン』でも，浸透圧性下剤から治療を開始することを推奨しているが，ポリエチレングリコール（polyethylene glycol：PEG）製剤だけはプラセボ対照試験でその効果が実証されている旨がガイドラインにも明記されている[2]．PEG 製剤は，欧米の小児消化器学会のガイドラインでは第一選択と推奨されているが，わが国ではこれまで導入されておらず，国内ガイドラインに記載されているものの，一般的に使用されておらず保険適用をもつ PEG 製剤が望まれてきた．メタアナリシスでも，PEG 製剤がラクツロースより有用性が高いことが示されている．国内で初めて認可・発売されることになった PEG 製剤であるモビコール® 配合内用剤（以下，モビコール®）の主成分である PEG3350 は，1 分子あたり約 100 分子の H_2O を水素結合することができ，水に溶解して経口投与した場合，ほとんど吸収されず，分解も受けずに結腸内に水を到達させる．モビコール® は，PEG 製剤の浸透圧効果により，腸に水を届け，便を軟化および増大し，生理的な大腸蠕動運動を活発化することにより滑らかな排便が期待できる．

モビコール® の詳細については，他項に譲るとして，ここでは，著者らが小児領域の治験に携わったこともあり，まずモビコール® の国内使用許可のもとになった小児国内第Ⅲ相試験結果について簡単にふれ，その副作用と安全性について概説する．

1. モビコール® の小児国内第Ⅲ相試験報告

1）治験プロトコール

日本人小児慢性便秘症患者を対象とし同薬の安全性・有効性を検討するため，ベースライン対照非盲検多施設共同試験が実施された．観察期間終了後，観察期間 2 週間の自発排便が 4 回以下の患者に対し，本剤を 12 週間投与した．本剤は，水に溶けやすいため，1 包を約 60 ml の水に溶解して経口投与した．服用量は年齢および排便状況に応じて適宜調節した．

2）結果

ベースラインと比較して治験薬投与第 1 週から自発排便回数，完全自発排便回数が増加するとともに便性状も改善し，投与期間を通じてその効果は減衰することなく持続した．また，忍容性も良好で，ほとんどの症例で，レスキュー薬を使用せずに安定した推移を示した．各年齢層ごとのモビコール®の投与包数は，ブリストル便形状スケール（Bristol stool scale：BSS）を用いて便の性状によって用量を調整した結果，2～6歳は約1.5包，7～11歳は約2.2包，12歳以上は，3包程度であった．

3）治験の評価

PEG製剤は，わが国では腸管洗浄剤として広く用いられてきたが，これまで便秘症の治療薬としての適応はなかった．今回の治験結果から，モビコール®は，2歳以上の慢性便秘症の患者に適応をもつ国内初のPEG製剤としての評価を得た．

2.　PEG製剤の副作用

小児の治験で報告されたわが国の慢性便秘症患者における同薬の副作用をまず述べ，適応外および禁忌，世界各国で報告されている副作用について述べる．

1）わが国の慢性便秘症患者におけるモビコール®の副作用

以下に，国内の臨床治験の結果にもとづくPEG製剤の副作用について概説する．

A．成人および小児における副作用

対象総数192例中33例（17.2%）に副作用が認められた（**表1**）[3]．おもな副作用は，下痢7例（3.6%），腹痛7例（3.6%）などの消化器症状であった．呼吸器症状や明らかな循環不全は含まれず，過敏反応として出現しうる身体所見として，発疹2例（1.0%），紅斑1例（0.5%），末梢性浮腫1例（0.5%）であった（**表2**）[3]．このうち，腹痛および下痢に関しては，本剤の減量または休薬などの適正な処置をおこなうことで回復したことから，本剤投与中に腹痛および下痢が発現した場合には，症状に応じて減量または休薬などの適切な処置をおこなうとともに，不必要な薬剤の曝露を防ぐため漫然と使用しないよう定期的に本剤の投与継続の必要性を検討するよう注意が設定されている．

表1　国内臨床試験における副作用報告

	承認時まで
調査症例数	192
副作用発現症例数	33
副作用発現率	17.2

（モビコール®配合内用剤，医薬品インタビューフォーム[3]より引用）

表2　国内臨床試験の副作用の内訳

副作用の種類	発現例数	発現率（%）
代謝および栄養障害	1	0.5
食欲減退	1	0.5
神経系障害	1	0.5
味覚障害	1	0.5
眼障害	1	0.5
結膜出血	1	0.5
胃腸障害	26	13.5
下痢	7	3.6
腹痛	7	3.6
腹部膨満	4	2.1
悪心	4	2.1
下腹部痛	3	1.6
腹部不快感	2	1.0
裂肛（消化器）	2	1.0
胃腸音異常	2	1.0
消化管運動障害	1	0.5
軟便	1	0.5
皮膚および皮下組織障害	3	1.6
発疹	2	1.0
紅斑	1	0.5
一般・全身障害および投与部位の状態	2	1.0
末梢性浮腫	1	0.5
口渇	1	0.5

（モビコール®配合内用剤，医薬品インタビューフォーム[3]より引用）

B．小児における報告

小児については，本剤と因果関係を認めると判断された副作用の出現率は，わずかに7.7%で，うち食欲減退・下痢・腹痛が各1例ずつ認められるにすぎなかった(**表3**)[4].

2) 適応外および禁忌[5]

A. 禁忌

本剤の成分に対し過敏症の既往歴のある患者,腸閉塞,腸管穿孔,重症の炎症性腸疾患(潰瘍性大腸炎,クローン病,中毒性巨大結腸症など)が確認されている患者またはその疑いがある患者では,病態を悪化させるおそれがあるため,禁忌とされている.

表3 小児国内第Ⅲ相試験時の安全性(12週,n=39)

■有害事象の発現率
74.4%(29/39)

■副作用発現率
7.7%(3/39)
・食欲減退1例
・下痢1例
・腹痛1例
} 各2.6%(1/39)

死亡に至った有害事象,そのほかの重篤な有害事象,投与中止に至った有害事象の発現はなし.

〔モビコール® の clinical study(小児)[4]より引用〕

B. 適応年齢

2歳未満への同薬の投与は,臨床試験がおこなわれていないことより,国際的にも安全性が確立されていない.

C. 妊婦への投与

同薬は,妊娠中にも使用できると示されている.動物実験でも催奇形性は認められていないが,国内での検討はされておらず,治療上の有益性が危険性を上回ると判断される場合にのみ投与することとされている.

3) 国際的な副作用報告

PEG製剤の長期使用における安全性については,世界各国で多数検討されている(**表4**)[6)~10)].下剤使用時にみられる一般的な副作用には嘔気や腹痛,下痢,腹部膨満感といった消化器症状があるが,PEG製剤には便容積を増大させ生理的に大腸の蠕動運動を活発化する効果があるものの消化器症状はほかの下剤に比較して出現しにくく,出現したとしても程度が比較的軽度であるとされる[6)11)].また,それらの症状出現時には薬剤の減量や中止ですみやかに症状改善が得られることも

表4 国外のPEG製剤の安全性報告

発表者	対象数	比較対象	研究デザイン	期間	結論
Voskuijl W *et al*[6]	91	ラクツロース	二重盲検多施設共同試験	8週間	PEG製剤は効果が高く副作用が低かった
Loening-Baucke V *et al*[7]	79	水酸化マグネシウム	無作為化前向き比較研究	12ヵ月	PEG製剤と水酸化マグネシウムでは効果は同等だったが,PEG製剤のほうが長期使用については安全性が高かった.
Dupont C *et al*[8]	96(小児)	ラクツロース	二重盲検多施設共同試験	3ヵ月	小児においてPEG製剤の長期使用は安全で,効果はラクツロースよりやや高かった.
Terry NA *et al*[9]	30(小児)	センナ	無作為化前向き単盲検試験	2日	PEG製剤は小児下部内視鏡の前処置薬として有効だったが,センナは不十分だった.両剤ともに安全性は高いようであった.
Chassagne P *et al*[10]	246	ラクツロース	多施設共同プラセボ対照単盲検並行群間比較試験	6ヵ月	PEG製剤は,ラクツロースと比較して,血液生化学的・栄養学的検査異常および有害事象は同等に認められず,安全性は高かった.

PEG:polyethylene glycol(ポリエチレングリコール)

(文献6~10より改変引用)

PEG製剤の利点とされている．

3.　わが国におけるPEG製剤以外の下剤の安全性

ほかの一般的な下剤の副作用としては，わが国で最も使用頻度の高い酸化マグネシウム製剤では高マグネシウム血症，小ダイオウ，センナなどで大腸メラノーシス，小健中湯では偽アルドステロン症やミオパシーなどの出現が問題にされている[12]．

酸化マグネシウム製剤においては，国内成人2例の死亡を受け，酸化マグネシウム製剤投与中は定期的に血清マグネシウム値を測定することが厚生労働省によって推奨されており，とくに腎機能障害や小児では注意が必要である．

おわりに

PEG製剤は，その作用機序を考えると，同様の浸透圧作用機序であるラクツロースが2歳未満の小児にも保険適用を有することから，理論的には2歳未満の小児へ適応を広げることは十分可能であると思われる．PEG製剤は，粉末を一定量以上の水に溶かさなくてはいけないこと，モビコール®は電解質として塩化ナトリウムを含むこともあり，1歳未満の乳児へは使用しにくく，1～2歳の適応年齢への拡大が現実的と考えられるが，いずれにせよ，国際的に臨床試験で安全性が確保されていない現在は，使用を勧めることはできない．今後の臨床試験結果に期待するところである．

（永田　智／勝浦 美沙子／権藤 茉由子）

文　献

1）慢性便秘症診療ガイドライン 2017，日本消化器病学会関連研究会，慢性便秘の診断・治療研究会編，南江堂，東京，2017，p66
2）小児慢性機能性便秘症診療ガイドライン，日本小児栄養消化器肝臓学会，日本小児消化管機能研究会編，診断と治療社，東京，2013，p58
3）モビコール®配合内用剤，医薬品インタビューフォーム
4）モビコール®の clinical study（小児） https://www.eapharma.co.jp/medicalexpert/product/movicol/clinicalchild/safety.html
5）医薬用医薬品：モビコール https://www.kegg.jp/medicus-bin/japic_med?japic_code=00067759
6）Voskuijl W, de Lorjin F, Verwijs W *et al*：PEG 3350 (Transipeg) versus lactulose in the treatment of childhood functional constipation：a double blind, randomised, controlled, multicentre trial. *Gut* **53**：1590-1594, 2004
7）Loening-Baucke V, Pashankar DS：A randomized, prospective, comparison study of polyethylene glycol 3350 without electrolytes and milk magnesia for children with constipation and fecal incontinence. *Pediatrics* **118**：528-535, 2006
8）Dupont C, Leluyer B, Maamri N：Double-blind randomized evaluation of clinical and biologcal tolerance of polyethylene glycol 4000 versus lactulose in constipated children. *J Pediatr Gastroenterol Nutr* **41**：625-633, 2005
9）Terry NA, Chen-Lim ML, Ely E *et al*：Polyethylene glycol powder solution versus senna for bowel preparation for colonoscopy in children. *J Pediatr Gastroenterol Nutr* **56**：215-219, 2013
10）Chassagne P, Ducrotte P, Garnier P *et al*：Tolerance and long-term efficacy of polyethylene glycol 4000 (FORLAX®) compared to lactulose in elderly patients with chronic constipation. *J Nutr Health Aging* **21**：429-439, 2017
11）Minguez M, López Higueras A, Júdez J：Use of polyethylene glycol in functional constipation and fecal impaction. *Rev Esp Enferm Dig* **108**：790-806, 2016
12）小児慢性機能性便秘症診療ガイドライン，日本小児栄養消化器肝臓学会，日本小児消化管機能研究会編，診断と治療社，東京，2013，p57

5 ポリエチレングリコール製剤のQOLへの影響と服薬アドヒアランス

はじめに

2016年の国民生活基礎調査[1)]によると，便秘の有訴者率（人口千対）は男性24.5：女性45.7で女性に多く，年代別にみても若年層では男性より女性に多いが，70歳を超えると男性が増えはじめ80歳以上では同頻度である．便秘は身体的・精神的QOLを低下させ日常生活活動に支障をきたし労働生産性まで低下させると報告されている．また，慢性便秘症治療における薬物治療には対症療法的な側面があり，服薬アドヒアランスの不良は直接的に慢性便秘症治療効果の不良につながるため，アドヒアランス向上は重要な課題である．

1. ポリエチレングリコール製剤のQOLへの影響

2017年10月に公開されたわが国で初めての『慢性便秘症診療ガイドライン2017』では，便秘とは「本来体外に出すべき糞便を十分量かつ快適に排出できない状態」と定義され，便秘症とは便秘により症状が現れ検査や治療を必要とする状態といえる[2)]．

便秘症の自覚症状としては，1）下腹部の膨満感や痛み，2）排便回数が少ない，3）硬便の排出，4）肛門の痛み，5）残便感などがおもなものである．慢性便秘症の生命予後は基本的に良好であるが日常生活上の問題を多数もっており，QOLの低下をきたす．慢性便秘症はQOLの基本的要素である，1．身体的異常がないこと，2．心理的精神的異常がないこと，3．社会的問題がないことのすべてに関連し大きく損なう．たとえば慢性便秘症の患者には易疲労性，頭痛，肩こり，食思不振，気分不快，うつ状態，活動性や社会的労働生産性の低下などの症状をきたし仕事や学業に支障をきたすことはよく知られている．具体的には便秘症による前記1）～5）の症状に関連して発現する下記の行動や症状，疾患が患者のQOLを低下させる．

1）下腹部の膨満感や痛み

通常の排便では，直腸内の便を排出することはできるが，S状結腸より口側の便を排出することはできない．本来の排便のタイミング（直腸に便がある状態）ではなく，腹部の膨満感や痛みをきっかけにトイレに行き排便を促そうと長時間または過度にいきみ，ときには腹部圧迫・マッサージなどをおこなった結果，骨盤底や直腸肛門周囲組織のうっ血や組織の浮腫が生じ痔核や直腸粘膜脱，骨盤底筋群の緩みなどの症状が出現する．長時間または過度にいきむことは血圧上昇，心臓疾患の誘因にもなる．また慢性便秘症は高齢化社会においては食欲の低下から栄養障害→筋力の低下→活動性の低下・運動不足→便秘症の増悪につながっていく．

2）排便回数が少ない

排便は毎日しなければならないもの・決まった時間にするものと考え，毎日定時に便意がない状態で排便を試み，結果，1)と同様に過度のいきみや排便時間の延長を認める．

3）硬便の排出

裂肛の原因として最も多いのが，硬便の排出である．硬便とはブリストル便形状スケール(Bristol stool scale：BSS)のタイプ1～3の糞便水分量が少ない便で，とくにタイプ2，3では糞便のサイズが太くなり排便に際して過度のいきみとともに肛門管上皮の過伸展を引き起こし，裂創を生じる．同様の理由で血栓形成や内痔核のうっ血や出血などの肛門疾患の直接的な原因となる．

4）肛門の痛み

裂肛や血栓形成に伴う肛門部の痛みにより，排便を躊躇，自制し結果として直腸性便秘症や肛門疾患の症状増悪につながる．

5）残便感

強いいきみや長時間のいきみにより，下部直腸や肛門管上部の感覚受容器にうっ血が起こり，これが残便感(直腸内には排出すべき便がないにもかかわらず生ずる便意)をきたし，さらにトイレでの長時間のいきみにつながる．これらの慢性的な便秘症に起因するQOLの低下は，適切な便秘症の治療と排便に関する教育により改善できる．

慢性便秘症の治療はまず食生活と運動不足の改善と，排便習慣に関する指導が第一である．食物繊維は不溶性食物繊維と水溶性食物繊維をバランスよく摂り，水分摂取では食事からだけではなく飲み物としてさらに1,500～2,000 ml摂取する．便秘症の患者では不規則な食生活，とくに朝食を欠食することが多くの例でみられるので，朝食摂取を指導することで，胃結腸反射が大腸の蠕動を促進させ，よい排便習慣の確立が期待できる．また運動不足などの日常生活における活動性の低下が影響しているとの報告もあるが，これは適度な運動による体の振動や，排便に必要な腹筋や骨盤底筋群，横隔膜の筋肉の強化が便秘の改善につながると考えられている[3)]．

2.　慢性便秘症の薬物療法

慢性便秘症の保存的治療のつぎのステップである薬物療法について述べる．わが国においては大腸刺激性下剤のセンナ，センノシド，ピコスルファートナトリウム水和物などや，浸透圧性下剤の酸化マグネシウム製剤などが長年使用されてきたが，刺激性下剤は習慣性や依存性が強く，さらに長期連用による耐性が出現し難治性の便秘症となる例があるので注意が必要である．浸透圧性下剤は腸内で水分泌を起こし便を軟化させる薬剤でわが国では塩類下剤の酸化マグネシウム製剤がおもに使用されているが，骨粗鬆症薬や抗生物質などの併用注意薬に配慮することと高齢者や腎機能が低下した患者の高マグネシウム血症が重篤な副作用として問題視されている．投与に際しては，血清マグネシウム値の定期的なチェックと嘔吐，徐脈，筋力低下，傾眠などの症状があったときはただちに服薬を中止し受診するように指導する必要がある．酸化マグネシウム製剤の使用法は当初1日当たり1gを投与し2gを上限として，便の性状により適宜，増減する．酸化マグネシウム製剤の投与で便秘症が改善しないときは，以前は刺激性下剤であるピコスルファートナトリウム水和物を1～3回/週の頻度で併用していたが，近年ルビプロストンや上皮機能変容薬リナクロチド，エロビキシバット水和物など新機序の薬剤が発売され便秘症治療薬の選択肢が広がった．便秘症治療はこれらの薬剤を使用して患者の最も困っている症状である排便困難の症状を改善することであり，すなわち便性状の正常化(多くの場合硬便を軟便にすることで，BSSのタイプ3～5を目指す)がポイントである．

2018年11月に慢性便秘症治療薬として発売されたポリエチレングリコール(polyethylene glycol：PEG)製剤は，わが国でも大腸内視鏡検査や大腸手術の前処置薬として長年使用されているが，欧米では便秘症治療の第一選択薬となっており高いエビデンスを有する．PEG製剤のはたらきは，浸透圧性下剤として薬剤そのものが水分を保持したままで大腸に至り便を軟らかくする．この薬品の副作用は，とくに大腸内視鏡検査や大腸手術の前処置として使用されたときに起こる消化管の狭窄や閉塞に起因する穿孔と，アナフィラキシーショックがある．しかし慢性便秘症での本剤の成人の通常投与量は120 mlで，上限は360 mlと術前処置の1/5以下であり，狭窄や閉塞のない患者においては比較的安全な薬剤であるといえる．

また，排便は食事だけでなくアルコール摂取やストレス，自律神経などの心因的要因，ホルモンなどの影響を受けつねに一定でないことが多く，慢性便秘症の治療において患者の症状(多くは便の硬さ)にあわせて服薬量をコントロールできる薬剤が望ましい．PEG製剤は小児から服用が可能で，さらに便の性状にあわせ適宜服用量を調節可能な点で，前出の便秘症に伴うQOLの改善に効果的な薬剤であるといえる．

つづいてPEG製剤の服薬アドヒアランスについて述べる．薬物治療では医師の処方した薬を医師や薬剤師の指示通りに患者が服薬することが重要である．患者が決められたとおりに服薬をすることを「服薬コンプライアンスがよい」と評価し，規則正しく服薬を守らないノンコンプライアンスの問題は患者側の問題となる．その結果十分な治療効果が得られないという望まざる結果となる．一方，服薬アドヒアランスは治療を受けるという点ではコンプライアンスと同じであるが，治療という医療行為に対し患者の意思がかかわっている点が異なる．アドヒアランスを規定する事柄には，患者と医療者の良好な相互関係と患者自身の疾患と治療内容に対する十分な理解のもとに，患者側因子と医療側因子がある．患者が薬物療法の指示を守らない理由はさまざまであるが，最も多いのが薬の飲み忘れであり，そのほかに薬物でアレルギーなどの副作用の経験がある，服薬の複雑な指示や時間などが不便である，薬の味や匂いが嫌だと感じる，薬に依存するのが怖い，病気が十分に治ったと誤解する，などが考えられる[4)]．

PEG製剤における服薬アドヒアランスについて述べる．飲み忘れに関する事柄としては，本薬剤は食事などに関係なく投薬された分を1日のどこかで服用すればよく，気が付いたときや生活のリズムにあわせて服薬できるため薬の飲み忘れを回避しやすいといえる．この点で服薬アドヒアランスにはよい因子であるといえる．また，服薬を忘れた場合，比較的短期間でさまざまな便秘症状が再燃するため薬の効果を実感しやすく，「薬を飲み忘れないように気を付ける」，「薬は自分の健康や病気治療のために必要である」など患者の意識が高くアドヒアランスを高める要素になっている．また，本剤の副作用である下痢や腹部膨満，腹痛悪心などに関しては，便性状にあわせて1日の服用量を調節して服薬することで回避でき，味覚についての服薬のしにくさは冷たい飲料やリンゴジュースなどに溶解し服用することで軽減できる．日常の便秘症治療の現場で患者からよく問われる質問に，服薬をいつまでつづけるのかというのがある．前述した慢性便秘症の保存的治療で不十分なときに薬物治療をおこなうが，いずれ薬の服用なしで生活できるようになるのは10～20%程度であると思われる．便秘症の原因が患者のライフスタイルによるものであれば，保存的治療で改善が期待できるが機能性便秘症の排便回数減少型の大腸通過時間遅延型便秘や便秘型過敏性腸症候群では，腸管の動きを調節する必要があり，これらを根本的に治癒せしめることは現在の医療では困難であるため，長期にわたって対症的薬物治療により便秘症をコントロールすることになる．

おわりに

わが国の便秘の患者数は症状を訴えるものが450万人に達するといわれ，さらに急速な高齢化により便秘の患者は確実に増加する．治療は保存的治療と必要に応じた便秘の薬物治療によっておこなわれるが，薬物治療は副作用のないこととさまざまな要因で変化する便秘の症状にあわせて患者自身が調整しやすい薬剤であること，すなわち服薬アドヒアランスが高いことが求められる．

（松島　誠／黒水 丈次／飯島 尚志）

文　献

1）厚生労働省：平成28年度国民生活基礎調査

2）慢性便秘症診療ガイドライン2017，日本消化器病学会関連研究会，慢性便秘の診断・治療研究会編，南江堂，東京，2017

3）Krogh K, Chiarioni G, Whitehead W：Management of chronic constipation in adults. *United European Gastroenterol J* **5**：465-472, 2017

4）坪井謙之介，寺町ひとみ，葛谷有美ほか：服薬アドヒアランスに影響を及ぼす患者の意識調査．医療薬学 **38**：522-533，2012

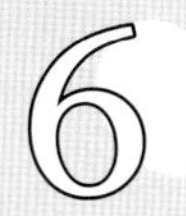

6 慢性便秘症における患者教育と排便習慣
—ポリエチレングリコール製剤の役割—

はじめに

慢性便秘症の患者は疫学的に増加しており，実際にも外来で便秘の患者を診療する機会に数多く遭遇する．とくに高齢者の便秘患者の増加が注目されており，超高齢社会において便秘症は重要な位置を占め，その対策は喫緊の課題といえる．便秘症状をコントロールすることは，症状のコントロールのみならず，患者のQOLの向上，改善が期待される．

近年数多くの新しい便秘症治療薬が発売されているが，そのなかでも浸透圧性下剤の一つであるポリエチレングリコール(polyethylene glycol：PEG)製剤は世界的にも最も汎用されている慢性便秘症治療薬といえる．現在問題となっている高齢者の便秘に対しても，副作用が少なく安心して選択できる薬剤といえる．

ここでは，慢性便秘症における患者教育と排便習慣の重要性とPEG製剤の果たす役割について述べることとする．

1. 慢性便秘症の治療の基本と生活指導

慢性便秘症をはじめとする機能性消化管障害(functional gastrointestinal disorder：FGID)の治療の基本を示す(**図1**)[1]．まず一番大切なことは患者と医師の信頼関係を早期に構築することである．これは初診時に構築されるといわれており，初診時に十分に時間をかけ，相手の訴えを聞くことが重要である．さらに5本の柱がある．第一は病態の説明，第二が生活指導，第三が食事療法，第四が薬物療法，第五が心理療法である．病態の説明は，患者にわかりやすい言葉で十分に時間をかけておこなう．現在の状態を説明し，発症の原因を認知させる．心理療法は，外来時におこなわれる簡易心理療法が有効である．すなわち，患者の訴えを真摯に聞くことが，傾聴療法，受容療法，支持療法につながる．さらに，病態を説明し，なぜ症状が発現しているかを気づかせることは認知療法となる．また，簡単な行動をきっかけに症状

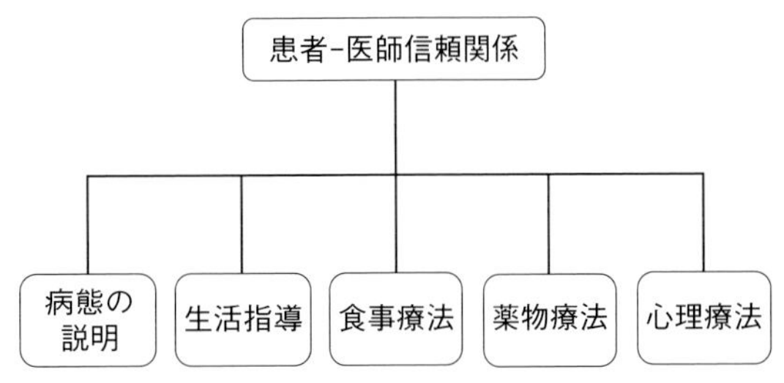

図1 機能性消化管障害(FGID)治療の基本
FGID：functional gastrointestinal disorder
(鳥居明，2000[1]より改変引用)

の改善を図る行動療法として，ウォーキング，歩行療法を勧めている．毎日約10分間以上，自分の健康のために歩く時間を作るように勧めている．

病因としてストレスは大きな因子となる．身体的，精神的ストレッサーが加わると素因，性格により，腸管の機能異常が生じる．身体的ストレッサーとしては，過労，睡眠不足，不規則な生活，運動不足，嗜好品，薬物，寒冷刺激などがあげられる．冬場に便秘症状が重症化するのは，寒さがストレスとなり，交感神経を刺激し，腸管の運動が抑制されるためと考えられている．身体的ストレッサーとしては，家族間の問題，仕事上の問題，学業上の問題などがあげられる．100点をめざす完全主義は大きなストレスとなる．そのため患者には75点を合格点として満足するように，いわゆる「75点主義」を勧めている．外来の短い時間ではこの「75点主義」と「歩行療法」を勧めることにより簡易な認知行動療法になるといえる．

2.　慢性便秘症の食事指導

便秘症に対する食事療法としては，規則正しい食事時間，食物繊維摂取量の確保，十分な水分摂取，極端な油もの制限の禁止を勧めている．とくに朝食の摂取は，胃結腸反射を起こし，結腸の運動を促進し，排便反射につながる重要なきっかけである．食物繊維を多く含む食品は和食の食材に多く，和食の効用を説明している．また簡便に摂取できる食物繊維を多く含む食品としてはグラノーラが有用である．小麦，小麦ふすま，オーツ麦，ライムギ，トウモロコシ，玄米，カボチャの種などを原材料としており，栄養成分として食物繊維を多く含み，カロリーが低いのが特徴である．1日の食物繊維の摂取量が多く，1週間のなかで運動をする機会が多いと便秘の発生頻度が低いという報告がなされている（**図2**）[2]．

一方，水分摂取は便秘の予防，便秘の改善にきわめて重要である．とくに冬場は水分の摂取が不足し，前述のように寒冷刺激が交感神経を刺激するため腸管の動きが抑制され，便秘に陥りやすい．

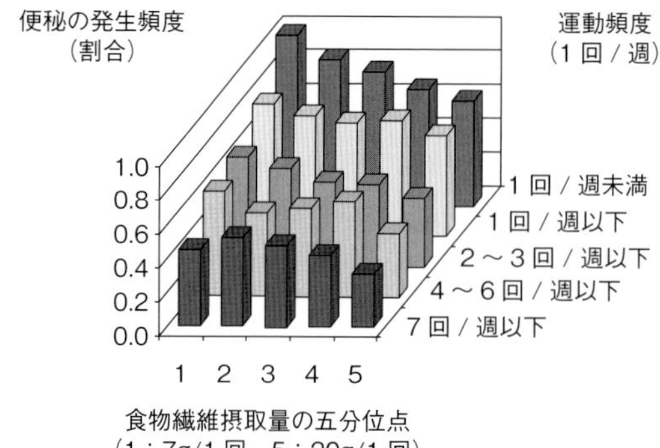

図2　便秘に対する食物繊維摂取量と運動の影響
（Dukas L *et al*, 2003[2]より改変引用）

また，ダイエットのための極端な脂肪制限も便秘の原因となる．適度の脂肪摂取は腸管運動を刺激し，便秘の改善につながる．

3.　慢性便秘症の薬物療法

慢性便秘症の診療においては，まず診断をつけ，診断に応じた薬物治療が選択される．病態を理解し，治療薬を適切に選択する必要があるといえる．このなかで浸透圧性下剤の果たす役割はきわめて大きいといえる．

浸透圧性下剤は，腸内で水分泌を引き起こすことで便回数を増加させる．わが国ではPEG製剤は，経口腸管洗浄薬として，腸管内容物を排除する目的で使用されてきた．大腸内視鏡検査，バリウム注腸X線造影検査ならびに大腸手術の前処置としての適応がある．わが国ではおもに大腸鏡前処置の腸管洗浄に使用されているが，欧米では，慢性便秘症の治療薬として最も一般的に使用されている．米国消化器病学会（American College of Gastroenterology：ACG）の便秘症診療ガイドラインでは，推奨度Aとなっており，ACGの便秘症診療ガイドラインでも有効性が記載されている．わが国においても，厚生労働省の「医療上の必要性の高い未承認薬・適応外薬検討会議」において本剤の有効性が注目され，とくに小児の便秘症が重症化すること，欧米のガイドラインには小児の慢性便秘症に対する治療薬として記載されていることから，医療上の必要性が高いと判断された．厚生労働省の要請を受け，2歳以上の小児から使えるよう用法・用量を設定し，経口慢性便秘症治療薬モビコール®配合内用剤として2018年9月に製造販売承認を取得し，11月に発売された．本剤は，欧州を中心にすでに「MOVICOL®」の製品名でオランダNorgine社より販売されており，小児から成人の慢性便秘症に広く使用されている．1包6.8523 gで包装されており，1包あたり約60 m*l*(コップ1/3程度)の水に溶解して，内服する．なお2包の場合は約120 m*l*，3包の場合は約180 m*l*の水に溶かして内服する．1包6.8523 g中には，マクロゴール4000が6.5625 g，塩化ナトリウムが0.1754 g，炭酸水素ナトリウムが0.0893 g，塩化カリウムが0.0251 g含有されている．通常，飲みはじめは2〜6歳では1回1包/日，7歳以上では1回2包/日から開始する．その後は最も多い場合，2〜11歳では4包/日，12歳以上は6包でコントロールする．2〜11歳の小児では1回あたりに服用する量は2包まで，1日1〜3回とし3包以上飲む場合，例として，朝1包，夕2包などと，服用回数を2回以上に分けて服用する．12歳以上では1回あたりに服用する量は4包までで，1日1〜3回とし，1日6包の場合は例として，朝・昼・夕各2包，または朝2包，夕4包などと，服用回数を2回以上に分けて服用する．水以外の飲料に溶かして内服することも可能であり，味などが気になって服用しにくい場合はほかの飲料に溶かして服用することもできる．溶かした後はなるべくすみやかに服用することを勧める．PEG製剤は水に溶かして服用するが，この時の水はほとんどが吸収されずに便として排出されるため，溶かす水以外に適切な量の水分補給を心掛けるように指導する．また，内服量の減量や休薬のタイミングが早すぎると，再び便秘になってしまうことがあり，一時的に規則的な排便がある場合でも，十分に排便習慣をつける必要があり，減量，休薬のタイミングは医師に相談し，その指示に従うことを勧める．わが国においても，今後，PEG製剤は慢性便秘症治療の標準薬となることが予想される．

おわりに

慢性便秘症の診断は，症状より病態を把握し，適切な検査により除外診断をおこない，診断を確定する．治療における基本は病態の説明，生活習慣の改善，食事療法，心理療法などの患者指導が重要であるが，最終的には薬物療法に頼るところも大きい．便秘症の薬物療法を効率的におこなうためには，症状に応じた薬剤の使い分けとさじ加減が大切である．PEG製剤は高齢者，とくに腎機能が低下している場合にも使用可能であり，さらに用量の調節が容易といえる．慢性便秘症の治療において，生活習慣などの患者教育はきわめて重要であるが，PEG製剤を使用することにより，より快適な排便習慣が得られるものと期待される．最後に慢性便秘症の治療においては患者と医師の信頼関係がきわめて大切であることを強調したい．

（鳥居　明）

文　献

1）鳥居明：過敏性腸症候群．医学のあゆみ **46**：14-24, 2000

2）Dukas L, Willett WC, Giovannucci EL：Association between physical activity, fiber intake, and other lifestyle variables and constipation in a study of women. *Am J Gastroenterol* **98**：1790-1796, 2003

Part 5

ポリエチレングリコール製剤による慢性便秘症治療の実際

1　小児における慢性便秘症の特徴と治療

はじめに

便秘とは，排便回数が少なく，排便困難を伴った状態をいう．排便困難とは，硬便で排便痛を伴う場合を指し，小児では，栄養法や年齢などで便の回数や性状が異なることに注意が必要である．そのなかで，診療や治療の対象となる便秘を便秘症とよぶ．便秘症では，迅速に的確な治療をおこなうことで患児のQOLや予後を改善させることが期待できる．一方で，治療の遅れや不適切な治療は，便秘症の悪化や心理的負担による排便回避を引き起こす可能性がある．したがって，小児においても便秘症の早期診断と適切な治療が重要である．

1.　小児の便秘症の診断

経口摂取された食物がおもに小腸で消化吸収され，その残渣が大腸で水分の再吸収を受け固形の便が形成される．直腸に達した便は排便反射により肛門括約筋の弛緩を引き起こし，また便意によって意識的に腹圧をかけ(いきみ)排便をおこなう．これらの過程に何らかの障害が生じた場合に便秘となる．わが国の小児における便秘の頻度に関する詳細な報告はないが，2～4%と考えられている．**表1**に2015年の乳幼児栄養調査の結果を示す[1]．4～5日に1回の排便，週に1回程度の排便，便秘の治療をおこなっている，をあわせると2%となり，不規則であるの2.6%の一部に便秘症が含まれるとすると，やはりその頻度は2～4%程度と考えられる．

表2に小児の便秘の原因を示す[2]．乳幼児期では，摂取量不足やミルクアレルギーによる食事性便秘，肛門裂傷や不適切なトイレトレーニングによる習慣性便秘が多いが，ヒルシュスプルング病などの症候性便秘の可能性も十分念頭に置く必要がある．学童期になると，食物繊維不足による食事性便秘や排便習慣の乱れによる習慣性便秘が多くなり，さらに心因性便秘や過敏性腸症候群(irri-

表1　小児の排便習慣

年齢階級（2～6歳児）		総数	ほぼ毎日排便がある	2～3日に1回排便	4～5日に1回排便	週に1回程度	不規則である	便秘の治療をおこなっている	不詳
総数	実数	3,871	2,949	729	36	2	100	40	15
	構成割合(%)	100.0	76.2	18.8	0.9	0.1	2.6	1.0	0.4

（乳幼児栄養調査結果の概要，2015[1]より改変引用）

表2 小児の便秘の原因

1. 食事性便秘
   1）摂取量不足（母乳不足，水分不足など）
   2）低残渣食（野菜不足など）
   3）食物アレルギー（ミルクアレルギーなど）
2. 機能性便秘
   1）習慣性（排便習慣の乱れ，不適切なトイレトレーニング，肛門裂傷，腹圧不足など）
   2）心因性（旅行など）
   3）緊張性（過敏性腸症候群など）
   4）薬剤性（抗コリン薬，抗痙攣薬など）
3. 症候性便秘
   1）消化管疾患（ヒルスシュスプルング病，直腸肛門奇形，S 状結腸過長症など）
   2）神経疾患（筋ジストロフィー，二分脊椎，脳性麻痺など）
   3）内分泌・代謝疾患（クレチン症，糖尿病，低カリウム血症など）
   4）染色体異常（ダウン症など）

（清水俊明，2019[2]より改変引用）

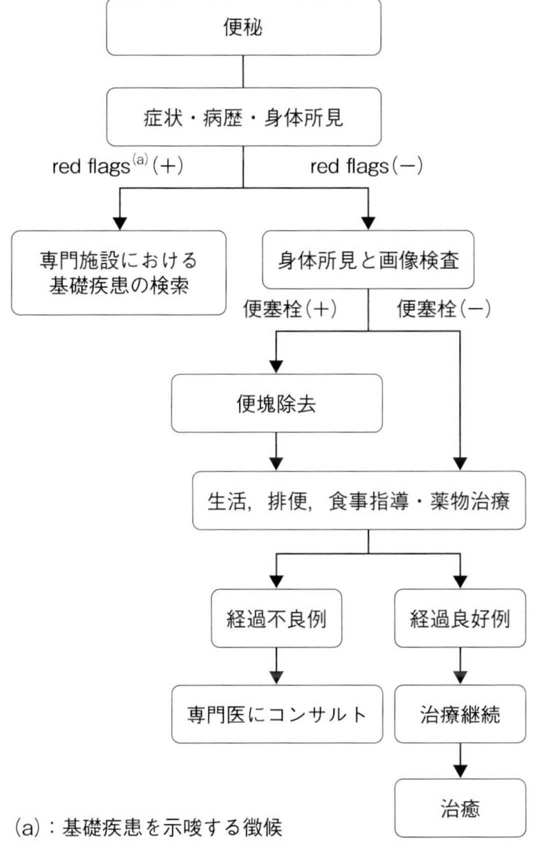

図1 小児の便秘症に対する診断と治療のフローチャート

（小児慢性機能性便秘症診療ガイドライン，2013[3]より改変引用）

table bowel syndrome：IBS）による便秘なども認められるようになる．

問診においては，排便回数，便性，便量，血液の付着の有無のほか，胎便排泄遅延の有無，授乳内容や量・時間，腹部膨満，腹痛，肛門痛，嘔吐，下痢，遺糞などの症状を聞く．診察上では，成長・発達，顔貌や神経学的異常，腹部触診上での便塊の触知，肛門裂傷，直腸指診における巨大な便塊の触知などを診る．臨床検査では，腹部単純X 線検査や腹部超音波検査において，大腸内に溜まった便の量を確認する．二分脊椎の所見である椎体の変形などにも注意する．一般血液検査や尿検査によって，内分泌・代謝疾患の鑑別をおこなう．消化管疾患の診断には，注腸検査や内視鏡検査の必要性を考慮する．

小児の便秘症に対する診断および治療は，2013年に公表された『小児慢性機能性便秘症診療ガイドライン』を参考におこなっていく[3]．**図1**に小児の便秘症に対する診断と治療のフローチャートを示す．

2. 小児の便秘症の治療方針

基本は生活習慣の改善，食事療法および薬物療法である（**表3**）[2]．まずは患児および家族に対し，

表3 小児の便秘症の治療

1. 生活習慣の改善	
（乳児期）	母乳栄養から混合栄養への変更（母乳不足の場合） 腹部マッサージ 肛門の綿棒刺激
（幼児期以降）	適切なトイレトレーニング 朝食後にゆっくり排便する習慣 便意を我慢しない 腹筋を鍛える運動習慣
2. 食事療法	
（乳児期）	果汁や糖水を与える 加水分解乳への変更（ミルクアレルギーの場合）
（幼児期以降）	食事（とくに朝食）や水分を十分に摂る 食物繊維を十分に摂る（10 g/1,000 kcal を目安）
3. 薬物療法	
	整腸薬 麦芽糖製剤 モサプリド PEG 製剤 酸化マグネシウム製剤 ピコスルファートナトリウム水和物 ビサコルジル坐薬 グリセリン浣腸

PEG：polyethylene glycol（ポリエチレングリコール）

（清水俊明，2019[2]より改変引用）

表4 yellow flags

最初から薬物療法を併用する，または経験の豊富な医師への紹介を考慮すべき徴候
1. 排便自立後であるのに便失禁や漏便を伴う
2. 便意があるときに足を交叉させるなど我慢姿勢をとる
3. 排便時に肛門を痛がる
4. 軟便でも排便回数が少ない（排便回数が週に2回以下）
5. 排便時に出血する
6. 直腸脱などの肛門部病変を併発している
7. 画像検査で結腸・直腸の拡張を認める
8. 病悩期間または経過が長い
9. 他院での通常の便秘治療ですみやかに改善しなかった

（小児慢性機能性便秘症診療ガイドライン，2013[3]より改変引用）

表5 red flags

便秘症をきたす基礎疾患を示唆する徴候
1. 胎便排泄遅延（生後24時間以降）の既往
2. 成長障害・体重減少
3. くり返す嘔吐
4. 血便
5. 下痢（paradoxical diarrhea）
6. 腹部膨満
7. 腹部腫瘤
8. 肛門の形態・位置異常
9. 直腸肛門指診の異常
10. 脊髄疾患を示唆する神経所見と仙骨部皮膚所見

（小児慢性機能性便秘症診療ガイドライン，2013[3]より改変引用）

便秘の原因や増悪因子および問題点を十分に説明する．登校前に排便の時間を十分にもてるようにすること，学校でも便意があればトイレに行くこと，便秘が悪循環をくり返してさらに悪化してしまうことなどを説明する．乳児の便秘に対しては，親（とくに母親）への説明が大切であり，授乳内容や量，適切な肛門刺激方法などを指導する．

食事療法では，食物繊維の多い食物を多く摂取し，菓子や清涼飲料水の摂取を控えるよう指導する．野菜，海草，穀類などがよく，野菜は生では水分が多く，炒めたり煮たりしたもののほうが食物繊維を効率よく摂取できる．乳児では，果汁や糖水により腸内の発酵を促して蠕動運動の改善を図ったり，ミルクアレルギーが疑われる場合は，加水分解乳への変更などをおこなう．

薬物療法は，便秘の原因，程度，年齢などを考慮しながら適切な薬剤を選択し，症状の改善程度から適宜，種類や量の変更をおこなっていくことが大切である．まずは直腸内から便塊をなくし，排便反射や便意などがスムーズに生じる伸展性のある直腸に戻すことが重要であり，浣腸や坐薬を併用しながら徐々に経口薬のみに移行していく．親に薬剤の作用機序や正しい使用方法を十分に説明し，排便日誌をつけさせ，薬剤の種類や量を調節していく．

小児の便秘では，早期の診断や十分な治療がおこなわれないと，悪循環によってより頑固な便秘に進展することが少なくないため，患児のみならず親の十分な協力のもと，生活指導や食事・薬物療法を適切におこなっていくことが肝要である．

3. 小児の便秘症の薬物療法

便秘は日常診療でしばしば遭遇する疾患であるが，**表4**に示すyellow flags[3]を認める場合には食事・生活・排便指導に薬物治療を併用することが推奨されている．yellow flagsの症状がない場合には，疾患の説明と食事・生活・排便指導をおこなって1～2週間ほど経過を観察し，治療が奏効しない場合には薬物治療を追加する．便塞栓(fecal impaction)を認め便塊除去(disimpaction)が必要である小児にははじめから薬物治療を併用する．**表5**のred flags[3]は便秘症をきたす基礎疾患を示唆する徴候であり，陽性の場合は専門医への紹介が望ましい[4]．

薬物療法は，基本的には便秘が改善し週に3回以上の排便があり，便秘による臨床症状が消失するまでつづける必要がある．その期間には個人差があるが，便秘の期間が長かった場合ほど，薬物療法が必要となる期間は長くなる傾向にある．症状の改善にしたがって使用薬剤の量を減量していくが，スムーズに減量・中止までもっていける場合はむしろ少なく，どこかの時点で再び便の出が悪くなることをしばしば経験する．その場合は再び調子がよかった際の薬剤量まで増量し，しばらく様子をみて再び減量していくことをくり返しておこなっていく．どうしても減量できない場合は，薬剤の種類を変更してみるのも一つの手段である．自験例では，便塊除去をおこない，浸透圧性下剤としてピコスルファートナトリウム水和物を併用して連日投与すれば，多くの症例で便秘は改善されるが，最終的にそれらの薬剤を中止することは容易ではないことが多い．そこで現在酸化マグネシウム製剤をポリエチレングリコール(polyethylene glycol：PEG)製剤に変更してその効果をみているが，多くの症例で排便回数が増えピコスルファートナトリウム水和物の減量が可能となっている．注意すべきは，徐々に便秘傾向になり便が滞った状態では，薬剤の効果が十分発揮されない場合が多く，その場合は浣腸や坐薬を使用し便の貯留を解消することが重要である．排便日誌をつけ，薬剤の量と排便の関係とをつねに観察することも忘れてはならない．

おわりに

小児の便秘症では，早期の診断や十分な治療がおこなわれないと，悪循環によってより頑固な便秘に進展することも少なくない．したがって，排便回数の減少や排便困難を認めた場合は，患児のみならず親の十分な協力のもと，まず必要であれば便塊除去をおこない，排便日誌をつけさせて生活指導や食事・薬物療法を適切におこなっていくことが必要である．

（清水 俊明）

文 献

1) 厚生労働省：平成27年度乳幼児栄養調査結果の概要 https://www.mhlw.go.jp/stf/seisakunitsuite/bunya/0000134208.html
2) 清水俊明：便秘．小児科診療ガイドライン—最新の治療指針—〈第4版〉，五十嵐隆編，総合医学社，東京，2019，pp11-15
3) 小児慢性機能性便秘症診療ガイドライン，日本小児栄養消化器肝臓学会，日本小児消化管機能研究会編，診断と治療社，東京，2013，pp1-67
4) 清水俊明，幾瀬圭：便秘症．小児科臨床 **71**：767-772，2018

2 成人における慢性便秘症の診断と治療
—ポリエチレングリコール製剤の有用性と直腸糞便塞栓の治療—

はじめに

『慢性便秘症診療ガイドライン 2017(以下，便秘GL)』では，「便秘」は「本来体外に排出すべき糞便を十分量かつ快適に排出できない状態」と定義されている[1]．また「便秘症」とは，便秘による症状が現れ，検査や治療を必要とする状態であり，その症状として排便回数減少によるもの(腹痛，腹部膨満感など)，硬便によるもの(排便困難，過度の怒責など)と便排出障害によるもの(軟便でも排便困難，過度の怒責，残便感とそのための頻回便など)がある．

また便秘は，わが国では従来，器質性，症候性，薬剤性，機能性に分類され，さらに機能性便秘は，痙攣性，弛緩性，直腸性に分類されてきた．しかし国際的には，この分類は使用されず，排便回数減少を特徴とする大腸通過遅延型便秘，大腸通過正常型便秘と排便困難を主症状とする便排出障害といった病態による分類が一般的である．そこで便秘GLでは，この病態による分類の前に，症状のみによって排便回数減少型と排便困難型に分類する新たな分類が作成された[1]．

慢性便秘症の定義と分類に関しては別項(Part. 1)を参照していただきたいが，慢性便秘症の診断と治療においては，この新たな定義と分類を念頭に置くことが重要である[2)3)]．

1.　診断と検査

1）病歴聴取

便秘症の診断では問診が重要であり，排便回数や便性のほかに，発症契機の有無，病悩期間，腹痛，腹部膨満感，排便困難感，残便感，1回の排便に要する時間，下剤・坐薬・浣腸の必要性の有無，排便時の摘便や肛門付近の圧迫の必要性，便意を感じてトイレに行っても実際には出なかった回数などを尋ねる[4)]．

2）身体診察

腹部診察に加えて直腸肛門診では，便塊や腫瘤，血液付着，直腸瘤の有無のほかに，肛門収縮時や怒責動作時の骨盤底筋・肛門括約筋の収縮・弛緩の程度や会陰の動きを確認する．健常者では，便意を感じていないときは直腸が空虚であるのが正常なので，便意を感じていないにもかかわらず直腸に有意な量の糞便を触知する場合は，直腸糞便塞栓状態と診断する．

3）大腸内視鏡検査

病歴聴取や診察で大腸がんなどの器質的疾患が疑われる場合，あるいは50歳以上で過去3年以内

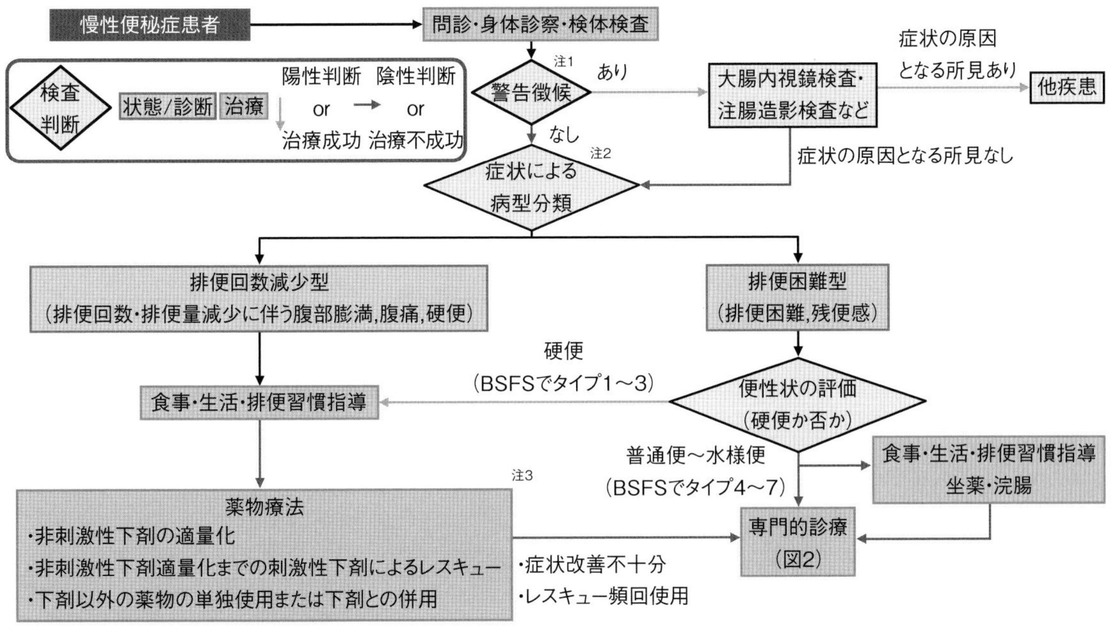

図1 慢性便秘症の初期診療アルゴリズム

注1：警告徴候とは以下の症状をいう.
・原因が特定できない体重減少
・血便
・50歳以上で，過去3年以内に大腸検査を受けていない
注2：排便回数減少型と排便困難型の分類方法は，以下の通りである.
・排便回数減少型において排便回数を厳密に定義する必要がある場合は，週に3回未満であるが，日常臨床では，その数値はあくまで目安であり，排便回数や排便量が少ないために結腸に便が過剰に貯留して腹部膨満感や腹痛などの便秘症状が生じていると思われる場合は，週に3回以上の排便回数でも排便回数減少型に分類してよい．結腸内での糞便の停滞時間が長いため硬便化して，硬便による排便困難を生じる場合もある.
・排便困難型は，排便回数や排便量が十分あるにもかかわらず，排便時に排便困難感や残便感を生じる便秘症である.
・排便回数減少型と排便困難型をあわせもつ症例も存在することに留意する.
注3：薬物療法
・非刺激性下剤には，浸透圧性下剤，膨張性下剤，上皮機能変容薬，胆汁酸トランスポーター阻害薬などがある.
・下剤以外の薬物には，プロバイオティクス，消化管運動賦活薬，漢方薬などがある.
BSFS：Bristol stool form scale(ブリストル便性状スケール)

に大腸内視鏡検査を受けていない場合には，大腸内視鏡検査を施行して器質的疾患を鑑別する.

4) 専門的検査

まずは症状のみで排便回数減少型と排便困難型に分類して初期診療をおこなうが，それでも症状が十分に改善しない場合は，排便回数減少型に対しては大腸通過時間検査を，排便困難型に対しては排便造影検査を施行する.

A. 大腸通過時間検査

SITZMARKS® などのX線不透過マーカーを使用して，大腸における糞便の輸送能を客観的に評価する検査である[5]．ただしSITZMARKS® は，2019年9月時点でわが国において薬事承認も保険収載もされていないため，医師が個人輸入したうえで，倫理委員会で承認された臨床研究や未承認

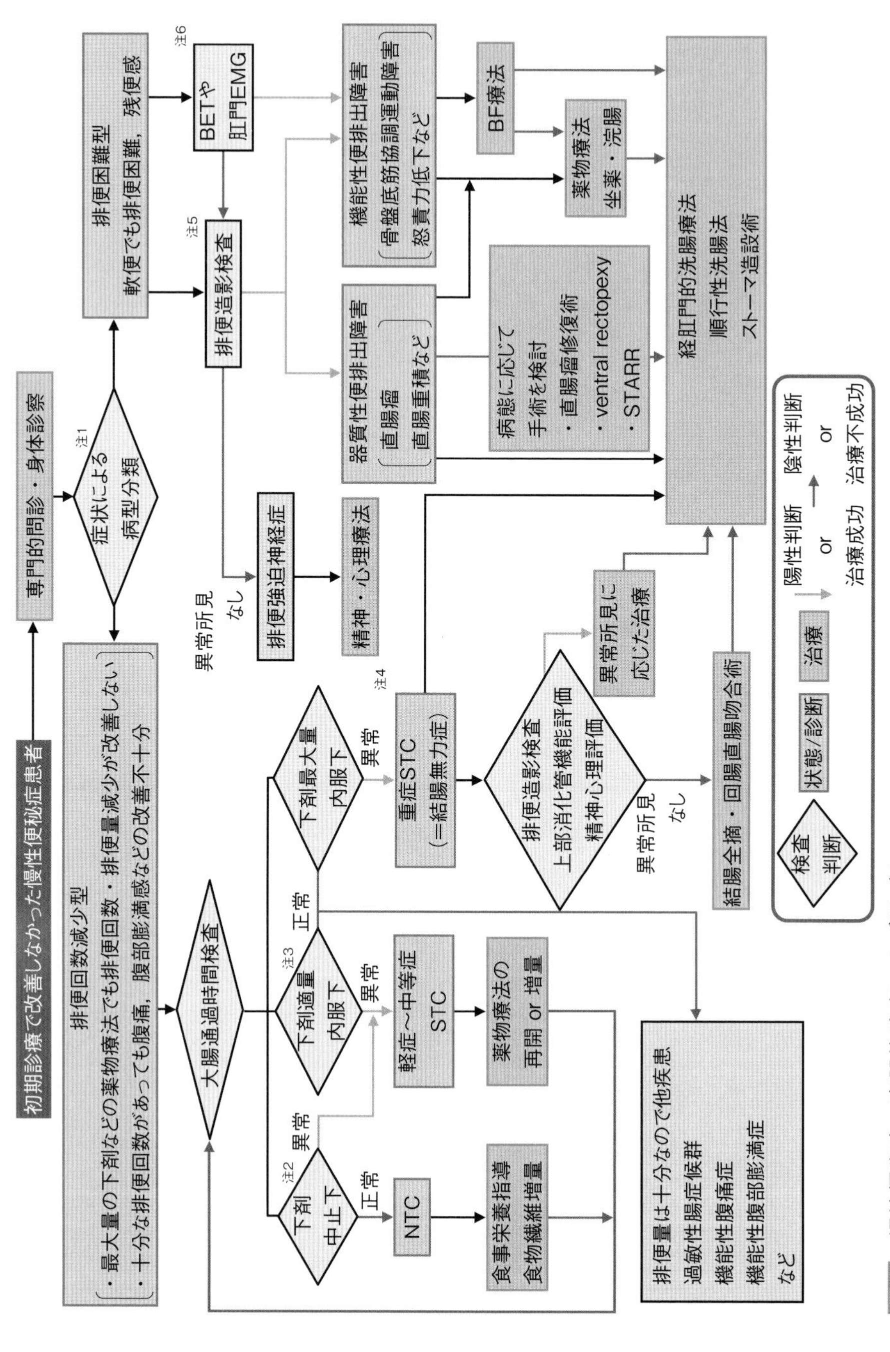

図2　慢性便秘症の専門的診療アルゴリズム

NTC：normal transit constipation（大腸通過正常型便秘症）　STC：slow transit constipation（大腸通過遅延型便秘症）
BET：balloon expulsion test（直腸バルーン排出検査）　EMG：electromyography（筋電図検査）
BF：biofeedback（バイオフィードバック）　STARR：stapled transanal rectal resection

（注は次頁参照）

（図２の注）

注１：排便回数減少型と排便困難型の分類方法は，以下の通りである．

・専門的診療における排便回数減少型は，長期に使用可能な下剤などの薬物療法が最大種類・量に達しても，排便回数や排便量が少なく，腹痛，腹部膨満，硬便による排便困難などの便秘症状が持続する状態である．
また，すでに初期診療において下剤などの薬物療法がおこなわれているため，十分な排便回数が得られていることも多いが，いぜんとして腹痛や腹部膨満感があって，その原因が結腸に過剰に貯留した糞便である可能性が否定できない場合にも，排便回数減少型に分類する．

・排便困難型は，排便回数や排便量が十分あるにもかかわらず，排便時に排便困難感や残便感を生じる便秘症である．
専門的診療では，すでに初期診療において下剤などで便性が軟便化されているため，軟便でも排便困難感や残便感が持続している場合が多い．

・排便回数減少と排便困難型をあわせもつ症例も存在することに留意する．

注２：大腸通過時間検査では，本来は，排便に影響を与える下剤などの薬物をすべて中止して，大腸の便輸送能力を評価する．

・結果が正常であれば，大腸通過正常型便秘症（normal transit constipation：NTC）と診断し，排便回数・排便量減少の原因として，食事・食物繊維摂取量不足の可能性があるため，積極的な栄養指導をおこなう．

・結果が異常であれば，大腸通過遅延型便秘症（slow transit constipation：STC）と診断し，薬物療法を開始・再開する．

・栄養指導や薬物療法でも症状が改善しない場合は，その食事・薬物療法を維持した状態で，再度，大腸通過時間検査を施行する．

・大腸通過時間検査でNTCと診断された場合でも，大腸通過時間検査自体の診断能による偽陰性（本当はSTCであるにもかかわらず，NTCと診断される場合）の可能性があることに留意する必要がある．

注３：専門的診療では，すでに初期診療で下剤などが使用されており，大腸通過時間検査時の下剤中止が困難または中止しないほうがよい場合もある．

・そういった場合は，1～3回/日の十分な排便回数が得られる適量の下剤を内服した状態で大腸通過時間検査を施行する．

・その結果が正常であれば，排便量は十分なので，腹痛や腹部膨満の原因は，結腸に過剰に貯留した糞便ではなく，機能性腹部膨満症や機能性腹痛症（中枢介在性腹痛症候群）である可能性が高い．

・結果が異常であれば，薬物療法が不十分な可能性があるので増量し，排便回数が増加しても腹痛や腹部膨満感の症状が改善しない場合は，その増量した状態で，再度，大腸通過時間検査を施行する．

注４：長期に使用可能な下剤などの薬物療法が最大種類・量に達しても，大腸通過時間検査の結果が異常な場合は，重症STC（結腸無力症）と診断する．

・その場合は，結腸全摘・回腸直腸吻合術の適応を検討するために，排便造影検査，上部消化管機能評価，精神心理評価を施行する．

注５：軟便でも排便困難感や残便感を訴える場合は，その原因を調べるために排便造影検査を施行する．

・骨盤底筋協調運動障害などの機能性便排出障害や直腸瘤などの器質的便排出障害を認めれば，病態に応じた治療を施行するが，擬似便が迅速かつ完全に排出されて便排出障害の所見を認めない場合は，強迫観念のために，本来体外に排出すべき糞便が直腸内に存在しないにもかかわらず，残便感（偽の便意）を訴えて過度に怒責したり頻回にトイレに行ったりする排便強迫神経症の可能性が高く，真の便秘症ではない．

注６：排便造影検査を施行できない施設では，バルーン排出検査や肛門筋電図検査を施行し，異常な（バルーンを排出できない）場合は，機能性便排出障害と診断してバイオフィードバック（biofeedback：BF）療法を施行してもよい．

・しかし正常な場合は，残便感の原因が直腸瘤や直腸重積などの器質性便排出障害の可能性があるので，その診断のために，排便造影検査が施行可能な施設に紹介することが望ましい．

医薬品評価委員会で承認された症例の枠内でしか使用できない．国際標準にもとづいた適切な便秘診療をおこなうには大腸通過時間検査が不可欠であるため，今後，早急に解決すべき課題である．

B．排便造影検査

肛門から擬似便としての造影剤を直腸内に注入し，透視台上のポータブル便器に座った状態で，安静時，肛門収縮時，擬似便排出時のX線撮影を側面からおこなう．会陰の高さ，肛門直腸角，骨盤底筋・肛門括約筋の協調運動，直腸瘤や直腸重積の有無などを評価して便排出障害の有無とその原因を診断する[5]．

2.　治療

慢性便秘症診療に関して，著者らが提唱する一般医家における初期診療のアルゴリズムを**図1**に，専門施設における専門的診療のアルゴリズムを**図2**に示す．規則正しい食事や睡眠などの生活習慣の改善・確立が，規則正しい排便のための基本であり，また，便意を感じたら我慢することなく排便をおこなう排便習慣も重要である．

1）食事・栄養指導

大腸通過時間が正常にもかかわらず排便回数や排便量が少ない大腸通過正常型便秘症では，食物繊維摂取不足が原因であることが多く，食物繊維摂取量の適正化（18～20 g/日が目標）で症状が改善する場合が多い[6]．ただし，便秘症に対する食物繊維摂取に関する栄養指導は，現在，わが国において保険診療として認められておらず，今後，早急に解決すべき課題である．その一方，咀嚼能力が低下していたり食習慣がすでに確立・固定してしまっている高齢者などで，食物繊維摂取量の適正化が困難な場合は，カルメロースナトリウムなどの膨張性下剤やポリカルボフィルカルシウムも有用である．しかし，大腸通過遅延型便秘症や便排出障害では，食物繊維摂取量増加では症状が改善しないどころか，かえって増悪する場合もある．

2）薬物療法の基本

上記の食事・生活・排便習慣の指導でも症状が十分に改善しない排便回数減少型便秘症は大腸通過遅延型便秘症である可能性が高く，それに対しては下剤などによる薬物療法をおこなう．慢性便秘症治療薬には，**表1**に示すようにさまざまな種類があるが，その使用方法にはコツがある[7]．

下剤使用方法の基本は，非刺激性下剤を毎日服用し，その量や種類を調整することによって排便回数を1回/2日～2回/日に，便性状をブリストル便性状スケール（Bristol stool form scale：BSFS）で3～5型に調整することである．非刺激性下剤の第一選択薬は，用量の微調節が可能な酸化マグネシウム製剤，ジオクチルソジウムスルホサクシネート（dioctyl sodium sulfosuccinate：DSS）合剤，ポリエチレングリコール（polyethylene glycol：PEG）製剤，ラクツロースである．エビデンスレベルが高いのは，PEG製剤，ラクツロース，酸化マグネシウム製剤，DSS合剤の順番だが[8]，保険診療上は，厚生労働省が保険局医療課長通知（いわゆる保医発）として，2012年のルビプロストン発売以降に発売された新規便秘症治療薬には，「本製剤の慢性便秘症への使用にあたっては，ほかの便秘症治療薬（ほかの新規便秘症治療薬を除く）で効果不十分な場合に使用すること」の条件が付されているので，まずは薬価の低い酸化マグネシウム製剤やDSS合剤を使用することになる．すなわち，低い薬剤費で治療可能な患者は，酸化マグネシウム製剤やDSS合剤などの安価な下剤で治療し，それでも改善しないか高マグネシウム血症のために使用できない患者に対してのみ，薬価の高い新規便秘症治療薬を使用することになる．ただし，小児における臨床治験データが存在するPEG製剤は，小児に関しては保医発の条件が付されていないので，小児には第一選択薬として使用

表1 便秘症治療薬

種類		一般名	おもな商品名	用量，用法
1. 浸透圧性下剤	塩類下剤	酸化マグネシウム	酸化マグネシウム末(96%) 酸化マグネシウム細粒83% ケンエー	1回0.3～0.66 g，1日2～3回 1回0.4～0.8 g，1日2～3回
	糖類下剤	ラクツロース	モニラック(小児のみ) ラグノスNF経口ゼリー	1回0.11～0.43g/kg，1日3回 1回1～3包，1日1～2回(1日最大量：6包)
	高分子化合物	PEG	モビコール	1回1～3包，1日1～3回 (1日最大量：2～12歳未満は4包，12歳以上は6包)
2. 浸潤性と刺激性の合剤(DSS合剤)		ジオクチルソジウムスルホサクシネート ＋カサンスラノール	ビーマス ベンコール	1回1～2錠，1日2～3回
3. 上皮機能変容薬		ルビプロストン	アミティーザ(12 μg)または(24 μg)	1回12～24 μg，1日1～2回
		リナクロチド	リンゼス錠(0.25 mg)	1回1～2錠，1日1回
4. 胆汁酸トランスポーター阻害薬		エロビキシバット	グーフィス錠(5 mg)	1回1～3錠，1日1回
5. 刺激性下剤		センノシド	センノサイド錠(12 mg) プルゼニド錠(12 mg)	1回1～4錠，1日1回，眠前
		センナ	センナ アローゼン	1回0.2～0.5 g，1日1回，眠前 1回0.5～1 g，1日1回，眠前
		ピコスルファートナトリウム	ラキソベロン錠(2.5 mg) シンラック錠(2.5 mg)	1回2～3錠，1日1回，眠前
6. オピオイド誘発性便秘症治療薬		ナルデメジントシル酸塩	スインプロイク錠(0.2 mg)	1回1錠，1日1回
7. 膨張性下剤		カルメロースナトリウム	バルコーゼ	1回0.5～2 g，1日2～3回
8. 過敏性腸症候群治療薬		ポリカルボフィルカルシウム	コロネル ポリフル	1回0.5～1 g，1日2～3回
9. 坐薬		炭酸水素ナトリウム・無水リン酸二水素ナトリウム	新レシカルボン坐剤	1回1～2個，1日1～2回
		ビサコジル	テレミンソフト坐薬	1回1個，1日1～2回
10. 浣腸		グリセリン	グリセリン浣腸液	1回30～120 ml

PEG：polyethylene glycol(ポリエチレングリコール)
DSS：dioctyl sodium sulfosuccinate(ジオクチルソジウムスルホサクシネート)

(味村俊樹，2019[7]より引用)

可能である．

センノシドなどの刺激性下剤は，上記の非刺激性下剤が適量に達するまでのレスキューとしてのみ使用する．その使用のポイントは，排便は毎日ある必要がないことを患者に教育し，排便がまったくなかった日の睡眠前に刺激性下剤を服用し，排便があった日には服用しないように指導する．

また，非刺激性下剤を最多種類かつ最大量服用しても十分な効果が得られない患者では，刺激性下剤をレスキューとして頻回に使用せざるを得ないことがある．その場合は，「便が出ない」という患者の訴えを鵜呑みにすることなく，排便日誌を用いて排便状態を正確に記録したり，最大量の非刺激性下剤を内服したまま大腸通過時間検査を施行したりして，排便状態を客観的に評価する必要がある．そして，最大量の下剤でも本当に十分な

表2　成人における慢性便秘症に対するPEG製剤の有用性に関する報告

報告者	報告年	症例数	PEGの投与量	比較対象(症例数)	投与期間	研究デザイン	結果
Andorsky *et al*	1990	16	8〜16 g/日	プラセボ(16)	5日×2	二重盲検・クロスオーバー	排便回数(PEG vs. プラセボ：7.8±4.5 vs. 4.9±2.6回/週，p<0.01)
Baldonedo *et al*	1991	34	30 g/日	プラセボ(34)	8日×2	二重盲検・クロスオーバー	排便回数(PEG vs. プラセボ：12.3 vs. 5.5回/週，p<0.01)
Klauser *et al*	1995	8	60 g/日	プラセボ(8)	6週×2	二重盲検・クロスオーバー	排便回数(PEG vs. プラセボ：11 vs. 3回/週，p<0.01)
Corazziari *et al*	1996	25	29 g/日	プラセボ(23)	8週	多施設・二重盲検	排便回数(PEG vs. プラセボ：4.8±2.3 vs. 2.8±1.6回/週，p<0.002)
Di Palma *et al*	1999	85	6，12，17，34 g/日	プラセボ(85)	10日×3	二重盲検・クロスオーバー	排便回数(PEG vs. プラセボ：3.2〜5.6 vs. 3.2〜4.1回/週)
Corazziari *et al*	2000	33	29 g/日	プラセボ(37)	20週	多施設・二重盲検	排便回数(PEG vs. プラセボ：7.4 vs. 5.4回/週)
Di Palma *et al*	2000	80	17 g/日	プラセボ(71)	2週	多施設・盲検	排便回数(PEG vs. プラセボ：4.5 vs. 2.7回/週，p<0.01)
Cleveland *et al*	2001	23	17 g/日	プラセボ(23)	2週×2	二重盲検・クロスオーバー	排便回数(PEG vs. プラセボ：7.0 vs. 3.6回/週，p<0.0001)
Di Palma *et al*	2007	204	17 g/日	プラセボ(100)	6ヵ月	多施設・二重盲検	排便回数が3回超/週になった割合(PEG vs. プラセボ：52% vs. 11%，p<0.0001)
Nakajima *et al*[9]	2019	80	14〜41 g/日	プラセボ(73)	2週	多施設・二重盲検	排便回数増加量(PEG vs. プラセボ：4.3 vs. 1.6回/週，p<0.0001)
Attar *et al*[10]	1999	60	13〜39 g/日	ラクツロース(55)	4週	多施設・振分け	排便回数(PEG vs. ラクツロース：1.3±0.7 vs. 0.9±0.6回/日，p<0.005)
Bouhnik *et al*[11]	2004	32	10〜30 g/日	ラクツロース(33)	4週	多施設・振分け	排便回数(PEG vs. ラクツロース：8.8 vs. 7.8回/週)，有意差なし
Wang *et al*	2004	63	28 g/日	psyllium(63)	2週	オープン・振分け	排便回数増加(PEG vs. psyllium：8.5 vs. 5.7回/週，p<0.005)
Tyran *et al*	2005	50	17 g/日	なし	2週	オープン	排便回数が3回超/週になった割合：83.4%
Di Palma *et al*	2007	311	17 g/日	なし	12ヵ月	多施設・前向き・観察	12ヵ月間の内服継続率：57.9%，患者の主観的評価で完治：29%，著明改善：21%
Nakajima *et al*[9]	2019	153	14〜41 g/日	なし	52週	多施設・前向き・観察	52週間の内服継続率：83.7%，排便回数増加量：3.9〜4.8回/週
Culbert *et al*[14]	1998	16	110 g/日	なし	3日	前向き・観察	直腸糞便塞栓の治療成功割合：81.3%
Chen *et al*[15]	2005	56	110 g/日	なし	3日	多施設・前向き・観察	直腸糞便塞栓の治療成功割合：89.3%

PEG：polyethylen glycol(ポリエチレングリコール)

(Minguez M *et al*, 2016[8]，Nakajima A *et al*, 2019[9]より改変引用)

排便が得られない高度な大腸通過遅延型便秘症であれば，結腸無力症(colonic inertia)の診断で外科治療の検討対象となる．

3) PEG製剤の有用性

わが国における排便回数減少型便秘症の成人156例を対象にしたランダム化比較試験(randomized controlled trial：RCT)では，2週間の短期成績で，PEG製剤群(80例)はプラセボ群(73例)に比較して，自発排便回数増加量(4.3 vs. 1.6回/週)も完全自発排便回数増加量(1.8 vs. 0.9回/週)も有意に改善し，便性に関しても有意に改善した(BSFS：4.3 vs. 3.3)[9]．この短期RCTに参加した慢性便秘症153例を対象にした52週の長期成績でも，PEG製剤 2〜6包/日で調整することによって，自発排便回数増加量が3.9〜4.8回/週，完全自発排便回数増加量が1.4〜2.8回/週，便性がBSFS：3.9〜4.4と良好に維持され，52週間の内服継続率も83.7%と良好であった[9]．

またMinguezら[8]によるシステマティックレビューによると，成人においてプラセボを対照としたRCTは10編存在し，いずれもPEG製剤が有意に有効であった(**表2**)．また，ラクツロースを対照としたRCTは2編あり，1編ではPEG製剤が有意に有効であったが[10]，1編ではPEG製剤とラクツロースで有効性に有意差はなかった[11]．2010年のコクランレビューによると，小児を対象とした研究を多く含んではいるが，ラクツロースよりもPEG製剤のほうが慢性便秘症に有効と報告されている[12]．したがって海外では，慢性便秘症に対する第一選択薬は，PEG製剤が推奨されている[8)12]．

4) 直腸糞便塞栓の治療

直腸糞便塞栓(fecal impaction)は，小児の遺糞症，直腸の知覚が低下した脊髄障害患者や高齢者，便意を訴えない認知症患者で多くみられる．本症に対しては，わが国では，まず可及的に摘便をおこなってから浣腸や坐薬を用いて直腸に充満した糞便を除去した後に，下剤を開始することが多い[13]．しかし摘便や浣腸は，患者にとって不快感や苦痛を伴うもので，医療従事者もできれば施行したくない治療法である．それに対して海外では，摘便や浣腸をすることなくPEG製剤(16包相当/日を3日間)で直腸糞便塞栓を治療することが可能であり，80%以上の高い治療成功率が報告されている[14)15]．わが国においてPEG製剤は，直腸糞便塞栓に対する直接的な治療法として保険適用になっておらず，早期の適用拡大を期待している．

5) 高度大腸通過遅延型便秘症に対する手術

結腸無力症に対しては結腸全摘＋回腸直腸吻合術が適応となる場合があるが，その症例選択は十分慎重におこなう必要がある．その条件として，大腸通過時間検査を用いて最大量の下剤でも糞便が十分に排出されないことを客観的に確認すること，上部消化管に機能異常が存在せず慢性偽性腸閉塞症が否定されていること，排便造影検査などで便排出障害の併存が否定されていること，高度な精神・心理的障害を有さないこと，の4条件があげられる[16]．

6) 便排出障害に対する治療

便排出障害に対しては，下剤は，大腸通過時間を短縮する目的では不要であるが，軟便化することによって排便困難を軽減する目的では有効な場合が多い．また新レシカルボン坐剤®などの坐薬も，便排出障害の原因にかかわらず排便を誘発する刺激として有用なことが多い[17]．

A．バイオフィードバック療法

本療法は機能性便排出障害に対しておこなう治療法であり，肛門括約筋の収縮・弛緩状態を，筋電計を用いて視覚的に患者に認識させることにより，肛門挙筋や肛門括約筋などの排便関連筋群や腹圧を生じる腹筋群を良好にコントロールできるように訓練するリハビリテーション療法である[17)〜19]．

B．直腸瘤修復術

直腸瘤は器質性便排出障害の原因の一つであり，直腸膣中隔の脆弱化によって排便時に直腸前壁が膣腔内に膨隆する病態で，排便困難感，残便感，頻回便，会陰部不快感などの原因となる．治療法として，下剤やバイオフィードバック療法もある程度は有効であるが，根本的治療法は手術による直腸膣中隔の修復・補強である[16)17)20)].

C. 直腸重積に対する手術

直腸重積も器質性便排出障害の原因の一つであり，怒責時に直腸内でたるんだ余剰の直腸粘膜が重積することによって便排出経路が閉塞されたり，重積した粘膜が糞便と誤認されたりするために排便困難や残便感を生じる病態である．排便造影検査で直腸重積の有無や程度を診断することができるが，直腸重積があっても排便障害症状を有しない者もいるため，その病的意義の評価は困難である．おもな治療法は手術で，stapled transanal rectal resection（STARR）や ventral rectopexy などがある[16)].

おわりに

成人における慢性便秘症の診断と治療に関して，PEG 製剤の有用性と直腸糞便塞栓の治療を含めて概説した．大腸通過遅延型便秘症に対して，欧米では PEG 製剤が第一選択薬として推奨されているが，わが国では保医発のためにいまだ第二選択薬の位置づけである．今後，わが国においても PEG 製剤の使用経験が重ねられ，直腸糞便塞栓を含めたさまざまな病態に対する有用性が明らかになることを期待している．

（味村 俊樹／本間 祐子／堀江 久永）

文 献

1）第 1 章定義・分類・診断基準．慢性便秘症診療ガイドライン 2017，日本消化器病学会関連研究会，慢性便秘の診断・治療研究会編，南江堂，東京，2017，pp1-7
2）味村俊樹：定義・分類・診断基準．臨牀消化器内科 **33**：367-375，2018
3）味村俊樹：Ⅱ-5 慢性便秘．消化器疾患最新の治療 2019-2020，小池和彦，山本博徳，瀬戸泰之編，南江堂，東京，2019，pp86-91
4）味村俊樹：便秘の病態・診断の基本．レジデント **11**：6-17，2017
5）味村俊樹，本間祐子，堀江久永：慢性便秘症の機能検査．消化器・肝臓内科 **5**：163-173，2019
6）味村俊樹：慢性便秘症の初期診療．診断と治療 **106**：811-819，2018
7）味村俊樹：慢性便秘症治療薬の正しい使い方 新生児便秘症治療薬の適切な使用方法をマスターする．レジデントノート **21**：715-723，2019
8）Minguez M, López HA, Júdez J：Use of polyethylene glycol in functional constipation and fecal impaction. *Rev Esp Enferm Dig* **108**：790-806, 2016
9）Nakajima A, Shinbo K, Oota A *et al*：Polyethylene glycol 3350 plus electrolytes for chronic constipation：a 2-week, randomized, double-blind, placebo-controlled study with a 52-week open-label extension. *J Gastroenterol*：**54**：792-803, 2019
10）Attar A, Lémann M, Ferguson A *et al*：Comparison of a low dose polyethylene glycol electrolyte solution with lactulose for treatment of chronic constipation. *Gut* **44**：226-230, 1999
11）Bouhnik Y, Neut C, Raskine L *et al*：Prospective, randomized, parallel-group trial to evaluate the effects of lactulose and polyethylene glycol-4000 on colonic flora in chronic idiopathic constipation. *Aliment Pharmacol Ther* **19**：889-899, 2004
12）Lee-Robichaud H, Thomas K, Morgan J *et al*：Lactulose versus polyethylene glycol for chronic constipation. *Cochrane Database Syst Rev* **7**：CD007570, 2010
13）味村俊樹：高齢者の排便障害の特徴と治療．臨床老年看護 **25**：2-13，2018
14）Culbert P, Gillett H, Ferguson A：Highly effective new oral therapy for faecal impaction. *Br J Gen Pract* **48**：1599-1600, 1998
15）Chen CC, Su MY, Tung SY *et al*：Evaluation of polyethylene glycol plus electrolytes in the treatment of severe constipation and faecal impaction in adults. *Curr Med Res Opin* **21**：1595-1602, 2005
16）味村俊樹，本間祐子，堀江久永：慢性便秘症の外科治療．日本消化器病学会雑誌 **115**：967-976，2018
17）味村俊樹：便排出障害（直腸肛門機能障害）．診断と治療 **101**：285-290，2013
18）味村俊樹：機能性便排出障害型便秘症に対するバイオフィードバック療法の実際．臨床医のための慢性便秘マネジメントの必須知識，中島淳編，医薬ジャーナル社，大阪，2015，pp176-182
19）味村俊樹，本間祐子，堀江久永：排便障害に対する仙骨神経刺激療法とバイオフィードバックによるリハビリテーション．外科 **81**：506-516，2019
20）味村俊樹：直腸瘤の診断と治療．臨床外科 **63**：339-349，2008

3 高齢者における便秘症の特徴と治療

はじめに

便秘の有病率は加齢により増加し，平成28(2016)年度の国民生活基礎調査によると，80歳以上では男女ともに10%以上が便秘であると報告されている[1)]．高齢者の便秘は，加齢による心身の生理的な変化に加え，生活環境の変化，併存疾患の増加，ポリファーマシーなど，複数の要因が絡み合って生じることが多く，老年症候群の一つとして捉えることが重要である．老年症候群は，生理的，病的および社会的な要因が複雑に絡み合い，その総和として出現する症状症候群とされる．安易な薬物療法はポリファーマシーの原因ともなるため，慎重な薬物療法と多職種での取り組みが求められる．

1.　老年症候群としての慢性便秘症

高齢者で慢性便秘症の有病率が増える理由には複数の要因が関係していると考えられる．すなわち，食事や飲水量の低下，運動量の減少，骨盤底筋群や腹筋の脆弱化と大腸蠕動運動の低下，基礎疾患の増加，精神状態の変化，薬剤数の増加など，多くの要因が複雑に絡み合いながら，便秘をきたしやすくなっていると考えられる．このような複雑な病態は老年医学の分野において老年症候群とよばれ，安易な薬物療法は有効性に乏しいばかりか，ポリファーマシーの原因ともなる．また，老年症候群に対処するためには，病態だけでなく生活環境や個人の趣向まで把握しておく必要があり，医師だけでは解決が容易でないことも多い．看護師や介護福祉士，管理栄養士などと連携した多職種での取り組みが求められる．**図1**に老年症候群による便秘の例を示す．

一方，慢性便秘症の高齢者は大腸がんや術後イレウスなどのハイリスク患者でもある．これら器質的要因を念頭に置きながら，薬の効果が認められない場合や疑わしい場合には，便潜血検査をおこなったり専門医にコンサルトするなど，適切に対処することも忘れてはならない．

2.　高齢者便秘症の治療目的

高齢者の便秘は，心血管イベントの増加に関連するという報告は多い．高齢者の便秘症治療はQOLを改善させるのみならず，いきみによる血圧上昇が及ぼす生命予後への悪影響や，排便後の血圧低下による転倒のリスクを回避する意義をもつ．この意味において，快適に排便をおこなえるようにすることは重要であり，排便回数のみならず，便性状や残便感にも配慮した治療を目指すこ

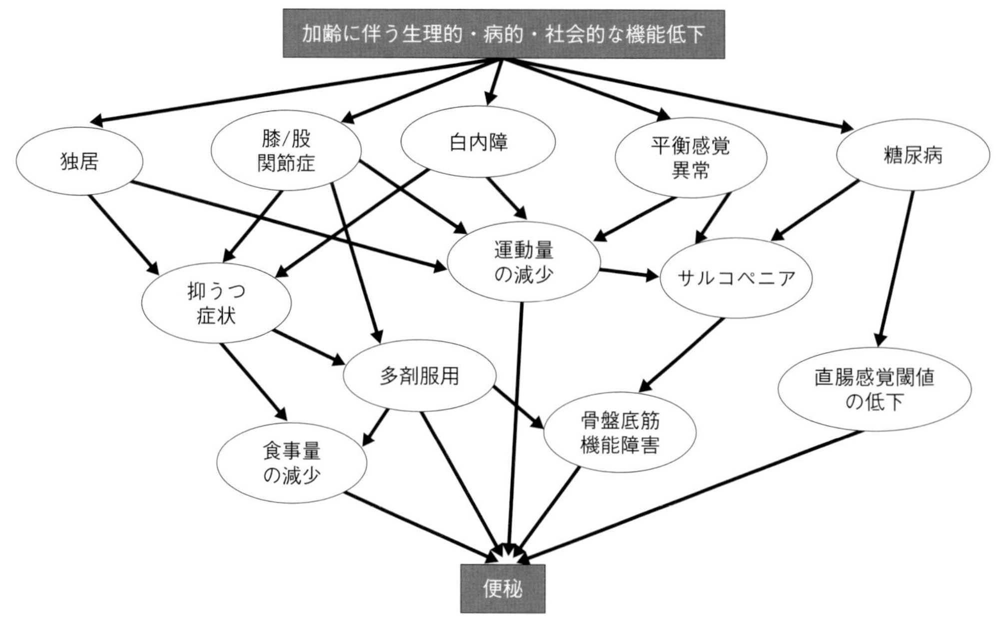

図1 老年症候群による便秘

とが重要である.

3. ポリファーマシーへの配慮

高齢者は多病であるがゆえに多剤となり，ポリファーマシーになりやすい．近年，高齢者の急激な増加や医療費の増大に伴い，わが国でも高齢者のポリファーマシーが注目を集めるようになった．現在のポリファーマシーの概念は,「多剤服用のなかでも害をなすものを指し，単に服用する薬剤数が多いことではなく，多剤服用に関連した薬物有害事象のリスク増加，服薬過誤，服薬アドヒアランス低下などの問題につながる状態」とされているが[2]，薬剤数の増加がポリファーマシーの可能性を高めることについては異論がなく，非薬物療法を治療の第一選択とすることは推奨されるであろう．便秘に対しても，適切な食事や水分摂取，運動，腹壁マッサージ，正しい排便姿勢などの非薬物療法は有効であると考えられ，まずは治療の第一選択として非薬物療法を指導し，ポリファーマシーを回避する配慮と薬物療法に対する慎重な処方姿勢が必要である.

また，高齢者は基礎疾患の治療薬が原因となって便秘になることも少なくない．便秘の原因となる薬剤は多数存在するが，高齢者でとくに重要となる薬剤は抗コリン薬である．三環系抗うつ薬や定型抗精神病薬，第一世代 H_1受容体拮抗薬，抗パーキンソン病薬，ベンゾジアゼピン系薬剤などは，高齢者で使用されることが多く，便秘の原因となるだけでなく，認知機能の低下などさまざまな薬物有害事象の発現率を上昇させる[3]．また，多病の高齢者のなかには複数の診療科から抗コリン作用をもつ薬剤が処方されることがあり，さらに，市販薬のなかにも抗コリン作用を有する薬剤も少なくないことから，抗コリン作用の重積が，高齢者の便秘やそのほかの薬物有害事象を相加的に悪化させるといった報告も少なくない[4]．自身が処方している薬剤のみならず，日頃からお薬手帳などを用いてすべての処方薬を把握し，抗コリン作用の蓄積に留意しつつ，代替薬があれば薬剤の変更も考慮する．一方，抗コリン薬の多くは急な中止により離脱症状が発現するリスクがあるこ

表1　とくに慎重な投与を要する薬物のリスト（便秘）

clinical question	ステートメント	推奨の強さ	エビデンスレベル
CQ 1 便秘の原因となる薬物にはどのようなものがあるか？	抗コリン薬〔ムスカリン受容体拮抗薬，抗パーキンソン病薬，三環系抗うつ薬，定型抗精神病薬，H_1受容体拮抗薬（第一世代）など〕は，過活動膀胱やパーキンソン病，うつ病，蕁麻疹などの疾患の治療薬として使われるが，認知機能低下やせん妄のリスク，過鎮静，口内乾燥，便秘，排尿症状の悪化などの有害事象をもたらす．したがってこれらの薬剤は可能な限り使用を控える．代替薬がある場合は代替薬に変更する．代替薬がない場合は必要最小限の使用にとどめる．	強	中
CQ 2 浸透圧性下剤は安全か？	酸化マグネシウム製剤は忍容性の高い浸透圧性下剤であるが，高齢者では腎機能低下により高マグネシウム血症のリスクが増大する．用法用量を厳守し，かつ低用量からはじめる．開始後は血清マグネシウム値をモニターする．血清マグネシウム値上昇や高マグネシウム血症による症状出現時は使用を中止し，ほかの作用機序の緩下剤への変更を検討する．なお，酸化マグネシウム製剤は活性型ビタミンD_3との併用で高マグネシウム血症を起こすなど，多くの併用注意薬があることにも留意して使用する．	強	低
CQ 3 刺激性下剤は安全か？	刺激性下剤は数時間で効果が現れ，排便回数や便の硬さなど排便状態を改善させるが，一方，腹痛や水様下痢便による電解質異常・脱水などの有害事象の発生頻度も高い．長期連用により耐性や習慣性が生じるため，漫然と連用することは厳に慎むべきである．他剤との併用や用量を工夫し，あくまで頓用で使用すべきである．	強	低

（高齢者の安全な薬物療法ガイドライン 2015[6]より作成）

とへの注意も必要である．

4.　安全な薬物療法

非薬物療法の効果が不十分な場合に薬物療法を考慮するが，実際の診療では薬物療法に頼らざるを得ないことも多く，ポリファーマシーが懸念される高齢者に対してはとくに安全性に配慮した薬物療法を心掛ける．ポリファーマシーに関連して，2015 年には『高齢者の安全な薬物療法ガイドライン 2015』が改訂され，2018 年には『高齢者の医薬品適正使用の指針（総論編）』，2019 年には『高齢者の医薬品適正使用の指針（各論編）』が発表された．**表 1** に『高齢者の安全な薬物療法ガイドライン 2015』における便秘薬の注意点を示す．薬剤による便秘の発現，腎機能の低下した高齢者における酸化マグネシウム製剤の高マグネシウム血症，刺激性下剤の長期連用について注意が必要である．

また，近年新しい作用機序の便秘症薬が複数上市され，便秘症に対する薬物治療の選択肢が広がっている．上皮機能変容薬は『慢性便秘症診療ガイドライン 2017』でも推奨され，排便回数の改善のみならず，便性状も改善し，比較的安全に使用できることから，高齢者にも期待できる薬剤と考えられる[5]．しかしながら，これらの薬剤のなかには市販後比較的間もないものがあり，日本人でのエビデンスは整備されつつあるが不十分な点もあるため，高齢者に対しては症状に注意しながら慎重な投与を心掛ける必要があるであろう．と

表2　薬物動態からみたポリファーマシーの対処法

最大血中濃度の増加→投与量を減らす
半減期の延長→投与間隔を延長する
臓器機能（肝，腎）の測定
血中濃度の測定
少量投与から開始する
長期的には減量や中止も考慮する

（高齢者の安全な薬物療法ガイドライン 2015[6]より改変引用）

くに，便秘症薬において，効きすぎによる下痢症状は高齢者にしばしばみられる有害事象である．一般的な注意点として，少量投与から開始しゆっくり増量する，長期的には減量や中止も考慮する，肝・腎機能を定期的に測定するなど慎重に投与することが重要である（**表2**）[6]．

また，2018年より浸透圧性下剤であるポリエチレングリコール（polyethylene glycol：PEG）製剤が慢性便秘症に対して使用できるようになった．PEG製剤は薬物間相互作用の報告はないが，一般に高齢者では生理機能が低下していることから，一般的な便秘症薬と同様に減量するなど注意する．一方，海外ではすでに第一選択薬の一つとして広く使われている薬剤であり，欧州のコンセンサスステートメントでは，浸透圧性下剤は高齢患者に最も適していると考えられ，PEG製剤が排便回数と便の性状を改善し，ラクツロースよりも有効であることが示されている[7]．今後わが国での市販後調査の結果が待たれる．

おわりに

高齢者の便秘症は，生命予後にも影響し，病態は複雑で，複数の診療科あるいは多職種での対応が求められるにもかかわらず，薬物治療の選択肢が少なく，したがってガイドラインの整備も遅れていた．近年，ガイドラインが整備され，新しい便秘症薬も相次いで上市された．ぜひこの機会を，便秘症に対する正しい知識と治療を学ぶきっかけとしていただきたい．

（竹屋　泰）

文　献

1）厚生労働省：平成28年度国民生活基礎調査

2）厚生労働省：高齢者の医薬品適正使用の指針（総論編）

3）Talley NJ, Jones M, Nuyts G *et al*：Risk factors for chronic constipation based on a general practice sample. *Am J Gastroenterol* **98**：1107-1111, 2003

4）Fox C, Richardson K, Maidment ID *et al*：Anticholinergic medication use and cognitive impairment in the older population：the medical research council cognitive function and ageing study. *J Am Geriatr Soc* **59**：1477-1483, 2011

5）Rao S, Lembo AJ, Shiff SJ *et al*：A 12-week, randomized, controlled trial with a 4-week randomized withdrawl period to evaluate the efficacy and safety of linaclotide in irritable bowed syndrome with constipation. *Am J Gastroenterol* **107**：1714-1724, 2012

6）高齢者の安全な薬物療法ガイドライン2015，日本老年医学会編，メジカルビュー社，東京，2015

7）Emmanuel A, Mattace-Raso F, Neri MC et al：Constipation in older people：a consensus statement. *Int J Clin Pract* **71**：2017

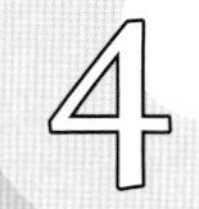

4 女性における慢性便秘症とその治療
―産婦人科領域を中心に―

はじめに

厚生労働省の 2010 年国民生活基礎調査によると，便秘の有訴者数は人口1,000 人につき男性24.7 人，女性 50.6 人と男性の約 2 倍となっている．女性の便秘症有訴率は思春期から増加して 20 歳代より 4%を超え，70 歳以上では約 10 人に 1 人となっている．便秘が女性に多い理由としては，女性ホルモンの影響，妊娠期間中の摂食状況や腹腔内変化，男性にくらべ骨盤底の解剖学的脆弱性，分娩時の骨盤底組織損傷などがあげられる．

1.　女性における便秘の原因

1）ホルモンの影響による便秘(図 1)

プロゲステロンは黄体ホルモンとよばれ卵巣において排卵後に形成される黄体から分泌される女性ホルモンである．月経の周期において排卵後から血中濃度が上昇し，月経前に急激に分泌が減少する．プロゲステロンは腸管の平滑筋収縮を減弱させ腸管運動を抑制するはたらきがあるため，排卵から月経までの期間に便の腸管通過時間が延長する傾向にあり便秘を起こしやすくなる[1]．

2）妊娠中の便秘

妊娠経過中にはプロゲステロンの血中濃度が高い状態が継続し，また小腸の Mo 細胞から分泌されるペプチドホルモンで胃腸運動促進作用のあるモチリンが妊娠中減少するため便秘症状を起こしやすいともいわれている[1]．これらのホルモンの影響で腸管通過時間が延長し，大腸における水分再吸収が増加するため便の硬化が起こりやすい．妊娠初期では「つわり」からくる食思不振による水分，食物繊維の経口摂取量の低下を生じ，「つわり」による嘔吐で水分の喪失を招くことがあり，これらも便秘の原因となる．妊娠前期では腫大した子宮そのものによって，妊娠後期では胎児先進部によって下部消化管が圧迫され便秘が生じるとも考えられている[2]．

3）解剖学的特徴や分娩が影響する便秘

直腸瘤(rectocele)も女性に特有の便秘の原因である．直腸瘤は直腸下部腹側が腟腔または会陰部に突出する状態で，直腸指診や排便造影検査にて診断される(図 2)．原因としては直腸腟中隔や会陰部における女性に特有な解剖学的脆弱性と同部位の分娩時の損傷が考えられている[3]．さらに子宮摘出術の既往も骨盤底の安定が損なわれ原因の一つとされている．突出部が大きい場合には瘤の部分に便が貯留することで，排便困難や残便感

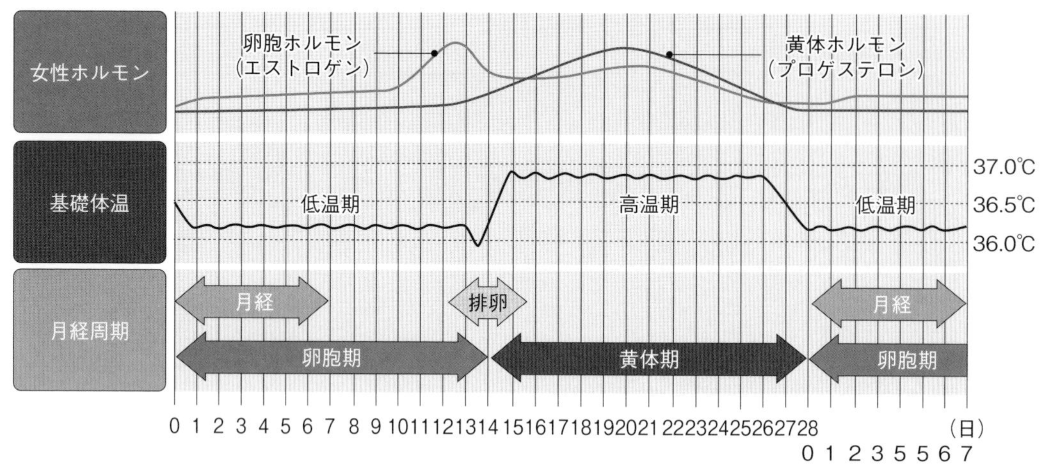

図1　月経周期と女性ホルモンの関係

などの便排出障害を呈し，経験的に会陰部や腟壁を押さえて排出を試みる「用手排便」をおこなう患者がいるのが特徴的である．

2.　女性の便秘症に対する治療

1）食事療法

どの慢性便秘症タイプにおいても，まずおこなうのは便の性状改善である．改善の方法としては食事療法と薬物治療がある．食事療法は多くの女性が興味をもち，誰にでもおこなうことができ，うまくいけば下剤の使用量を減らすこともできるため当院では積極的に取り入れている．妊婦に対しても食物繊維サプリメント投与による排便回数の改善効果があり，かつ母体や胎児への重症な副作用も起こらないため妊娠中の便秘に対しては第一選択とされている[4]．厚生労働省の「日本人の食事摂取基準」(2015年版)[5]によると食物繊維摂取目標は1日あたり成人女性で18 g以上とされており，当院でもその量を目標として個々の生活スタイルに合わせた指導を管理栄養士からおこなっている．食物繊維を十分量摂取するには3回食事をとる(朝欠食しない)，毎食主食(米飯やパンなど)を摂る，できれば一汁三菜のバランスよい献立を心がけると1日の食物繊維量が18 gを超えてくる[6]．一汁三菜とはご飯，汁物，肉や魚で作られたおかず1品，野菜でおもに作られた煮物などのおかず2品のことで昔の日本料理の献立からきている．一人暮らしや外食中心の人へはすべての献立を手作りするのではなく，朝食は食物繊維が豊富なシリアルを摂ることや，買った総菜で一汁三菜にすることを提案している．それでも食物繊維豊富な食事を用意できない人や「つわり」で食事がとれない妊婦には食物繊維サプリメントの使用を勧めている．食物繊維摂取量が十分であっても不溶性食物繊維の摂取の摂りすぎで便が硬化してくることもある，玄米，イモ類，きのこ，根菜類の摂取が異常に多い場合はそれらを減らす指導をおこなうだけで便性状の改善を得られることも多い．

2）薬物療法

女性の便秘症に対する薬物療法においてとくに注意が必要なことは妊娠あるいは授乳中の患者に対しての薬剤選択である．米国の食品医薬品局(Food and Drug Administration：FDA)のpregnancy categoriesでは大腸刺激性下剤であるビサコジルはcategory C：危険性を否定することが

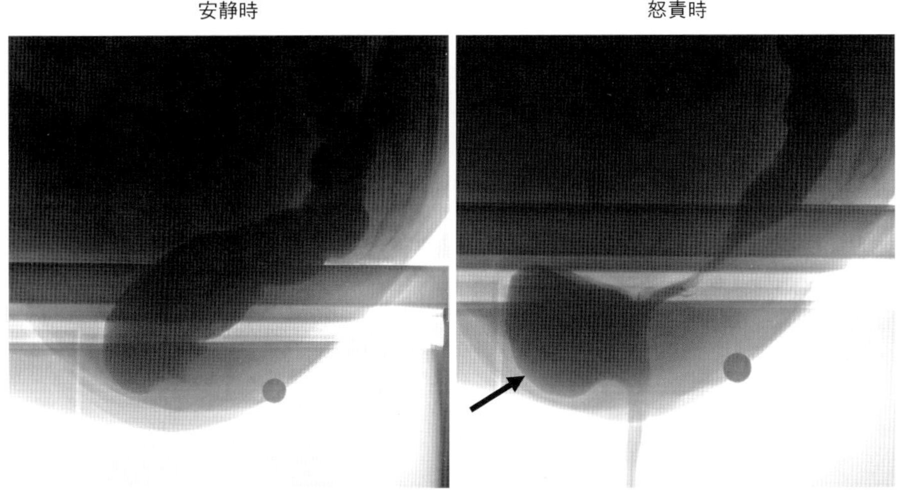

図2 排便造影検査による直腸瘤所見
怒責を促すと矢印部(直腸瘤)が腟側へ突出する.

できない，に分類されている．センノシドなどの大腸刺激性下剤もわが国での添付文書において妊娠中は禁忌とされている．一方で緩下剤である酸化マグネシウム製剤はcategory B：人での危険性の証拠はなし，とされ妊娠中の使用は安全とされている．高マグネシウム血症は長期使用により生じることもあるが，健常な妊婦では一般的には生じないとされている[1)]．ポリエチレングリコール(polyethylene glycol：PEG)製剤やピコスルファートナトリウム水和物については腸管内での吸収はほとんどないとされておりFDAでの評価はないが，わが国では禁忌とはされていない．以上から便秘症への薬剤選択では酸化マグネシウム製剤を第一選択として便性状の改善をおこない，十分な効果が得られない場合にはより効果の強いPEG製剤やピコスルファートナトリウム水和物を追加するのがよい．消化管運動機能改善薬であるモサプリドクエン酸は，選択的セロトニン5-HT_4受容体作用薬で消化管壁神経叢に存在する5-HT_4受容体を刺激しアセチルコリン遊離の増大を介して腸管蠕動運動を促進する．モサプリドクエン酸は，FDAの評価はなく，わが国では「治療上の有益性が危険性を上回ると判断される場合に投与」とされており妊娠中，授乳中の女性への使用は注意が必要である．便秘の改善に効果のある漢方薬では大腸刺激性下剤を含まない漢方は大建中湯のみで，そのほかではダイオウを含有している．このため妊娠中や妊娠の予定がある患者で，食事療法や酸化マグネシウム製剤投与による便性状改善でも効果のみられない便秘で，大腸蠕動運動の低下を疑う場合はまずは大建中湯を選択するのがよい．芒硝は酸化マグネシウム製剤など塩類下剤と同様に便を軟化させる作用がある．このため便の硬化と大腸蠕動運動低下がある患者には芒硝を含む大承気湯，桃核承気湯，調胃承気湯の使用が有効である．ただし芒硝にも子宮収縮作用があるため妊娠中の患者への投与は避けることが望ましい．潤腸湯，桃核承気湯，麻子仁丸には桃仁や麻子仁など植物の種子が入っており，種子の油分による潤腸作用が排便困難や残便感を訴える直腸肛門機能障害による便秘に対して効果がある．

3) 手術療法

食事療法，薬物療法などの保存的治療で十分に改善が得られない直腸瘤では，経腟的または経肛門的に手術がおこなわれる．経腟的手術には，

tension-free vaginal mesh（TVM）や後腟壁形成手術，anterior levatorplasty（ALP）があり，その有効性についての報告もあるが，術後の性交困難の問題もあり注意が必要である[7]．経肛門的手術には，下部直腸腹側粘膜を切除し，筋層を縦方向に縫縮する transanal anterior Delorme（TAD）法がある[8]．

おわりに

食事指導や薬物療法は正しい知識さえあれば簡単におこなうことができ，また有効性も高いので女性の各年齢層の特性を理解したうえで取り組んでいってほしい．

（高橋 知子）

文　献

1）Prather CM：Pregnancy-related constipation. *Curr Gastroenterolo Rep* **6**：402-404, 2004
2）北岡有喜：妊娠に伴うマイナートラブルへの対応 便秘-妊娠中の便秘の科学．ペリネイタルケア **19**：988-992，2000
3）Marti, Roche, Déléaval *et al*：Rectoceles：value of videodefecography in selection of treatment policy. *Colorectal Dis* **1**：324-329, 1999
4）Jewell D, Young G：Interventions for treating constipation in pregnancy. *Cochrane Database Syst Rev* CD001142, 2011
5）厚生労働省：平成27年国民健康・栄養調査報告の結果 https://www.mhlw.go.jp/file/04-Houdouhappyou-10904750-Kenkoukyoku-Gantaisakukenkouzoushinka/0000041955.pdf
6）中野かおる，高橋知子，角田明良ほか：V章．排泄障害に対するリハビリテーション 12．食事指導．リハスタッフのための排泄リハビリテーション実践アプローチ，鈴木重行，井上倫恵編，メジカルビュー社，東京，2018，pp336-345
7）Yamana T, Takahashi T, Iwadare J *et al*：Clinical and physiologic outcomes after transvaginal rectocele repair. *Dis Colon Rectum* **49**：661-667, 2006
8）藤井渉，角田明良，高橋知子：直腸瘤に対する transanal anterior Delorme 法の治療成績．日本大腸肛門病学会雑誌 **69**：66-74，2016

5 精神科における慢性便秘症とポリエチレングリコール製剤によるアプローチ

はじめに

精神科領域にとって慢性便秘症は，きわめて頻度の高い身体合併症である．精神科領域にとって主力薬剤である抗精神病薬と抗うつ薬はおおむね抗コリン作用を有しており，この影響で便秘症を引き起こしてしまう．精神疾患はほとんどが慢性疾患であり，これらの薬剤も長期に服用せねばならず，便秘も慢性化するのは当然である．これに加えて近年の超高齢化に伴い，精神科領域では高齢うつ病や認知症の患者が急増しており，彼(女)らは高齢のために慢性便秘症に罹患している率が高く，精神科でも便秘症治療をになう機会がますます増えている．しかし精神科医の多くは慢性便秘症への関心に乏しく，先輩医師から学んだ治療法を踏襲していただけであった．ここ数年新しい機序の慢性便秘症治療薬が複数上市されているが，精神科医もこれらの薬剤について習熟する必要がある．ポリエチレングリコール(polyethylene glycol：PEG)製剤は精神科領域，とくに認知症高齢者の慢性便秘症治療において期待されている薬剤である．

ここでは当院の認知症治療病棟でのPEG製剤での治療例を紹介するが，一人でも多くの精神科医が慢性便秘症の治療について関心をもち，精神科領域での慢性便秘症治療の知識と技術が向上することを期待したい．

1. 自律神経遠心路の解剖学的構成と伝達物質

自律神経系は副交感神経と交感神経に大別される(**図1**)．これらは，中枢神経から内臓標的器官に至る最終共通路である．自律神経系の末梢運動性(遠心性)部分は二つのニューロン，すなわち，節前ニューロンと節後ニューロンから成り立っている．自律神経節前ニューロンは神経終末からアセチルコリン(acethylcholine：ACh)が分泌されているが，副交感神経節後ニューロンからはAChが，交感神経節後ニューロンからはノルアドレナリン(一部ACh)が分泌されている．腸は副交感神経系により運動が増加する臓器であり，副交感神経の活動が高まれば，排便は促進される[1]．

前述のように，精神科領域の主力薬剤である抗精神病薬と抗うつ薬はおおむね抗コリン作用を有しているため，腸管運動が抑制され否が応でも便秘となってしまう可能性がある．統合失調症やうつ病は慢性疾患であり，抗精神病薬や抗うつ薬は何年から何十年と長期に服用することがあるが，これに伴って慢性便秘症となってしまうことは想像に難くない．とくに統合失調症の治療においては，わが国では抗精神病薬の多剤大量使用が問題

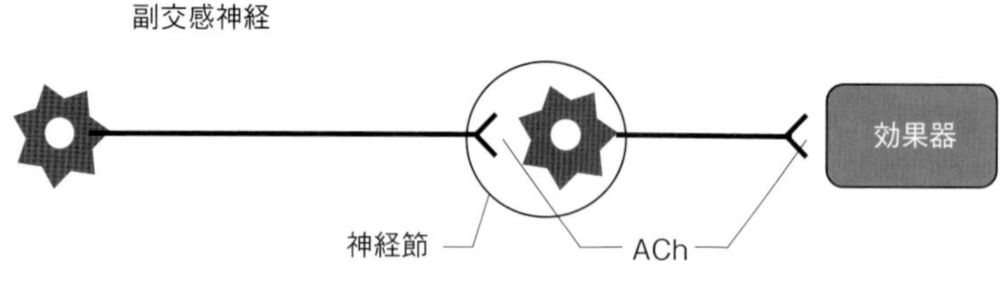

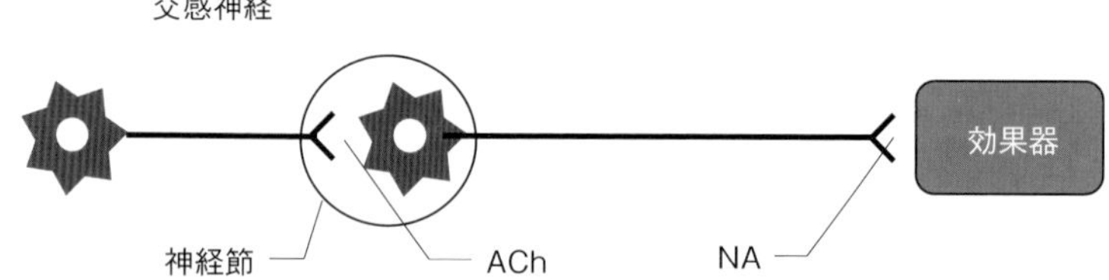

図1　自律神経遠心路の解剖学的構成と伝達物質

副交感神経は神経節を介して，節後線維からACh(アセチルコリン)が分泌され，一方，交感神経は神経節を介して，節後線維からNA(ノルアドレナリン)が分泌される．

ACh：acethylcholine　NA：noradrenaline

となっているが，このため重度の便秘症，麻痺性イレウス，巨大結腸症などを併発することもまれではなかった．

2.　認知症とACh

精神科領域ではこれまで病態仮説において，中枢性のモノアミン(セロトニン，ノルアドレナリン，ドパミン)ばかりが注目されていたが(統合失調症のドパミン仮説/うつ病のモノアミン仮説)，中枢性のAChが話題となるようになったのは，やはりアルツハイマー病(Alzheimer's dementia：AD)の病態解明の発展と，アセチルコリンエステラーゼ(acethylcholine esterase：AChE)阻害薬の登場の影響であろう．

AD脳で最も顕著に減少する神経伝達物質はAChである，コリン作動性神経の障害については詳細に解析されている．1970～1980年代にかけてコリン作動性神経の障害が記憶・認知機能に深くかかわることが報告されたのを契機にコリン仮説が誕生した．実際にAD脳ではコリン作動性神経系の異常が際立って起こる．すなわち，前基底部のマイネルト基底核から大脳皮質および中隔核やブローカーの対角帯核から海馬に投射するコリン作動性の神経細胞の変性・脱落が起こり，結果として大脳皮質への入力が強い障害を受け，ACh量の低下が起こる．このように低下したAChを補充し認知症症状を緩和する目的で開発されたのがドネペジルをはじめとしたAChE阻害薬である[2]．AChE阻害薬は末梢にも効果を示し，副作用として腸蠕動の増加に伴う嘔気や嘔吐により投薬中止となることがある．これまでの精神科臨床では抗コリン作用による便秘がほとんどであったのに対し，コリン作用による消化器症状を経験したのはAChE阻害薬の登場が初めてであり，末梢のAChに関して考えを巡らす好機となった．

1976年にわが国の小阪憲司が大脳皮質にも多数のレビー小体(パーキンソン病患者の脳幹内にみられる病理組織)がみられ認知機能・パーキンソン症状を示す症例を世界で初めて報告した．この疾患は，「レビー小体型認知症」の名で1996年に国際的な診断基準が作成され，その名と概念は世界に急速に広まっていった．そしてレビー小体型認知症ではアルツハイマー型認知症以上にマイネルト基底核の神経細胞が傷害されやすく脳内のAChが減少することが知られるようになり，2014年にはわが国でAChE阻害薬のドネペジルがレビー小体型認知症の治療薬としても承認された．このレビー小体型認知症に関する臨床研究が急激に盛んになるのだが，わが国の臨床研究からレビー小体型認知症では記憶障害が出現する9年前ほどから便秘がはじまり便秘がレビー小体型認知症に最初に現れる臨床症状であることが報告された[3)]．著者の経験でも精神症状を呈し精神科に紹介となるレビー小体型認知症患者は，ほとんど慢性便秘症の治療薬が処方されていた．精神科医が精神症状の治療を機に慢性便秘症の治療を引き継ぐことも多く，便秘症治療薬を精神科医が処方する機会が確実に増えている現状がある．

3. 認知症の終末期と便秘

著者の勤める八千代病院は単科精神科病院であるが，千葉県の認知症疾患センターに指定されている．初期の認知症の診断から中期の行動心理症状(behavioral and psychological symptoms of dementia：BPSD)の対応，終末期の看取りまでのすべての病期に対応している．認知症治療病棟では暴力や徘徊など激しいBPSDを呈した患者の入院を応需しているが，特殊疾患病棟では終末期の嚥下困難や無言無動状態，最期の看取りもおこなっている．認知症のほとんどは神経変性疾患であり，最終的には死に至る．死の前にはいわゆる“寝たきり”の状態になり，ベッド上で過ごす時間が長くなる．歩行などの運動をおこなえなくなり経口摂食量も低下すると，腸蠕動も低下し便秘症が悪化し，排便のコントロールが困難になる．便秘症治療薬を多種多量に用いても，なかなか排便がなく，治療者を悩ませることもしばしばである．またこのような終末期には腎機能が悪化することもあり，慢性便秘症の治療薬である酸化マグネシウム製剤が処方されている場合，マグネシウム中毒に注意を向けなければならなくなる．寝たきり状態の患者を対象とした慢性便秘症の臨床試験は見当たらず，治療ガイドラインにも明確な指針は記載されていない．病院または在宅で看取りを担当する医師は，手探りの状態で便秘症治療にあたっているのが現状であろう．今後の臨床研究に期待したい．

4. PEG製剤による治療例

症例は70歳代女性，診断は前頭側頭型認知症．BPSDを理由に当院認知症治療病棟に入院．入院後も「窓から布団を投げ捨てる」「他患を叩く」などの行動障害あり．リスペリドン1 mgを使用，併用薬として酸化マグネシウム製剤1 gを使用していた．排便が確認できない場合，ピコスルファートナトリウム水和物を頓服し，排便がコントロールされていた．某日，他患と争いになり，突き飛ばされ転倒した際に大腿骨転子部を骨折．家族が手術を望まず保存的治療で経過観察．痛みを訴えることはなかったが，以降ベッド上と車椅子の生活になった．この影響か，排便回数が激減し，ピコスルファートナトリウム水和物が連日使用されるようになり，ときにグリセリン浣腸を施行する日もあった．経口内服は可能であり，次第に緩下剤の種類が増えていった．ある日の処方内容：酸化マグネシウム製剤2 g，大建中湯27 g，モサプリドクエン酸15 mg，ネオスチグミン15 mg，パンテチン600 mg．向精神薬の処方を含め，このほかの処方はなかった．しかしこの処方でもブリストル便形状スケール(Bristol stool scale：BSS)の1～2の硬便であり，かつ排便はなかなかみられず，ピコスルファートナトリウム水和物を連日使用しても4～5日に1度しか排便をみなかった．ルビプロストンのカプセル錠は吐き出してしまい服用できず，マグネシウムの血中濃度は2.4 mg/d*l*とこれ以上の酸化マグネシウム製剤の増量は躊躇された．このとき，PEG製剤が当院でも採用され，2包を加剤した．その翌々日よりBSS 6の排便を認めるようになった．その後約1ヵ月半をかけて，これまでの内服薬を漸減中止し，最終的にはPEG製剤2包/日のみで，BSS 4の便がほぼ毎日排出されるようになった．現在まで約2ヵ月が過ぎたが，処方変更なく，PEG製剤2包/日のみ，である．

おわりに

当院の認知症治療病棟や特殊疾患病棟では，PEG製剤を15時からの“おやつタイム”に投与している．この時間帯は，患者が病棟のホールに集まってきて，水分補給を兼ねて“ジュース”をお配りしている時間帯である．PEG製剤は，2包で約120 mlの水分で溶解し，ドリンクを飲むかのように服用していただく製剤である．この水分が腸管に吸収されるわけでないので水分補給にはならないが，他患に混じり一緒にドリンクを飲む様子は，患者にとって平等感があるのではないだろうか．PEG製剤の増量が必要な場合は，朝食後に1～2包追加しているが，ほとんど多くの患者は，2包(15時投与)のことが多い．“おやつタイム”での服用は看護スタッフの発案であるが，上手くいっている．参考にしていただければ幸いである．

（三浦 伸義）

文　献

1) Kim B, Susan M, Scott B ほか：ギャノング生理学(原書25版)，岡田泰伸監修，丸善出版，東京，2017，pp306-310
2) 認知症テキストブック，日本認知症学会編，中外医学社，東京，2008，p39
3) Fujishiro H, Iseki E, Nakamura S *et al*：Dementia with Lewy bodies：early diagnostic challenges. *Psychogeriatrics* **213**：128-138, 2013

6 脳神経内科における便秘症とポリエチレングリコール製剤によるアプローチ

はじめに

脳神経内科で最も便秘症に気をつけなければいけない疾患として，パーキンソン病〔(Parkinson's disease：PD)大脳基底核ドパミン神経系の病変，1,000人に1人程度〕とレビー小体型認知症〔(dementia with Lewy bodies：DLB)PDの大脳基底核病変が大脳皮質に広がった疾患〕があげられる[1)2)]．PDは，歩行障害/誤嚥・筋固縮・無動・振戦・姿勢反射障害などの運動障害を呈する疾患であり，DLBは，運動障害と認知症が同時に呈する疾患といえる．高齢者ではDLBの比率が高い(80歳代の15人に1人程度)．近年，PD/DLBが，便秘と大人の寝言〔夜間睡眠中に‘わーっ’と大声を出したり腕をばたんと動かす．その際本人を覚醒させると夢をみていることが多い．レム睡眠行動異常(REM sleep behavior disorder：RBD)という〕の組み合わせで発症する例(過活動膀胱，起立性低血圧，軽度認知障害を伴うこともある．PDの自律神経・睡眠亜型autonomic sleep variantともよばれる)が知られるようになってきた[3)4)]．PD/DLBは，MRIで診断をすることが困難といえる．MRIの代わりに，single photon emission computed tomography(SPECT)(イオフルパン)・心臓SPECT(心筋MIBGシンチグラフィー)をおこなうと，容易に診断ができるようになってきた．消化管障害はPD患者で非常に多く，DLB患者でより高度にみられる[5)]．PD/DLBの便秘は，消化器科救急として，腸捻転(volvulus)，腸重積症(intussusception)，偽性腸閉塞/麻痺性イレウス(pseudo-obstruction/paralytic ileus)，宿便性潰瘍(stercoral ulcer)をきたしたり，神経内科救急として，悪性症候群(neuroleptic malignant syndrome：NMS)をきたすこともある[2)3)]．

ここでは，PD/DLBの便秘とポリエチレングリコール(polyethylene glycol：PEG)製剤を含めたアプローチについて述べる．

1.　消化管症状・検査

PD/DLBの消化管運動障害のなかで，上部消化管症候(胃もたれ，胃食道逆流)は30%程度，下部消化管症候(便秘：週3回未満または排便困難のあるもの)は70%にみられ，とくに後者はQOLの大きな阻害因子である[1)]．胃排出が高度に低下すると，レボドパの吸収が遅延し，運動症状が増悪する可能性がある．さらに胃瘻造設PD患者で流動食の気管内逆流・誤嚥性肺炎をきたす場合もある．腸運動が高度に低下すると，麻痺性イレウスで緊急入院をしたり(当院のPD患者では2.4%にみられた[1)])，レボドパ吸収を低下させ，運動障害の改善が遅れたり(no-on/delay-on 現象), NMSの誘因となる場合がある. すなわち, PD/DLB患者の消化管は, 運動障害の治療の重要なターゲットの一つと思われる.

PDの排便障害は, 運動障害に先行してみられることが知られている[1]. Abbottらは, Honolulu Heart Program Study(日系アメリカ人の単一cohort研究)のなかで, 排便回数と将来のPD発生の関連を検討した. その結果, 排便が1日2回以上と1日1回未満とを比較すると, 後者でPDの発症リスクが4倍高かった. すなわち, PDの便秘は, 運動障害による二次的なものでなく, PDの病理過程の一部であると考えられた. Braakらが, PDの病理変化が, 黒質よりも迷走神経背側運動核, 腸管神経叢に先に出現することを示していることも, 上記に合致するものと思われる. これらのことから, 近年, 迷走神経からの逆行性α-シヌクレイン伝播説も想定されている[5]. 著者らの検討では, 脳SPECT(イオフルパン, 脳内ドパミン神経を表す)・心臓SPECT(心筋MIBGシンチグラフィー, 末梢ノルアドレナリン神経を表す)を伴う便秘患者18名中5名が, PD/DLBに移行した. これらの神経画像のなかでは, 有意差はないが, 心筋MIBGシンチグラフィーの陽性率が高かった[6].

2. 病態生理

検査では胃排出能検査(gastric emptying test)の遅延, 胃電図(electrogastrogram：EGG)の異常(上部消化管)がみられる. どちらも外来で施行可能な簡易な検査である. 一方, 大腸通過時間延長(通過遅延型便秘といわれる), 直腸固有収縮低下, 腹圧低下, 排便時の奇異性括約筋収縮(paradoxical anal sphincter contraction on defection：PSD)(直腸肛門型便秘といわれる)(下部消化管)などがみられる[1]. 排便機能は大きく, ①大腸内容物の輸送, ②直腸・肛門での一時的蓄便, ③直腸・肛門からの排便に分けることができ, 検査として①に対して大腸通過時間(colonic transit time)検査(**図1**)に対して直腸肛門ビデオマノメトリー(rectoanal videomanometry)がある(**図2**)[1]. 前者は, マーカーの入った薬と同じ大きさのカプセルを6日間内服し, 7日目に腹部単純レントゲンを撮影する簡易な検査である. 後者は, 肛門から直径3 mmほどの柔らかいカテーテルを挿入し, 造影剤を薄めたものをゆっくり注入しながら, 内圧と形態を観察するもので, 被検者の負担は少ない. 著者らは, これらを総じて定量的排便機能検査(quantitative lower-gastrointestinal autonomic test：QL-GAT)とよんでいる. PDでは, 通過遅延型便秘と直腸肛門型便秘の両者がみられ, おもにPDの腸管壁内神経叢の病変(神経線維の変性・レビー小体/レビーニューライトの出

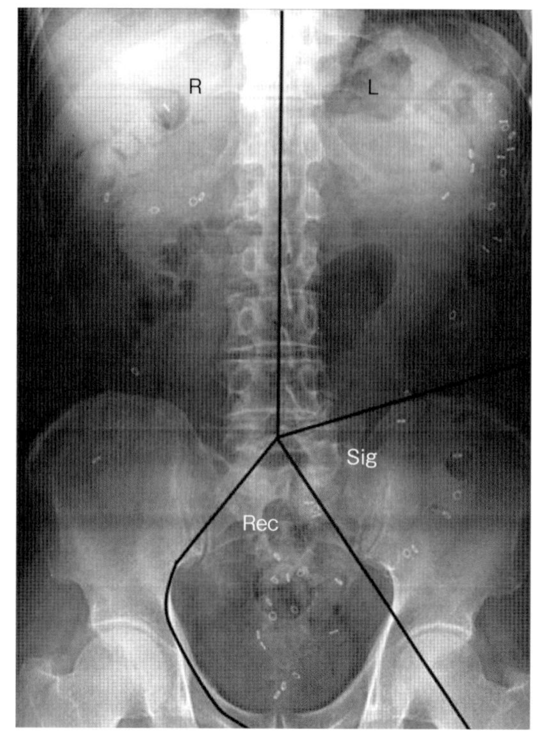

図1 健常人の大腸通過時間(colonic transit time)検査
Sig：S状結腸　Rec：直腸

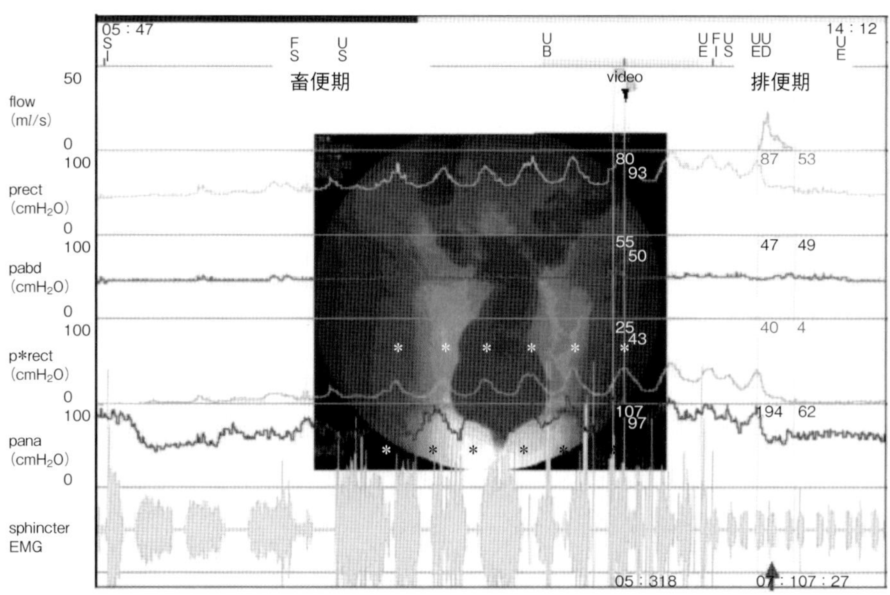

図2 健常人の直腸肛門ビデオマノメトリー(rectoanal videomanometry)
prect：直腸内圧，pabd：腹圧，p*rect：直腸筋圧，pana：肛門括約筋部圧，sphincter EMG：sphincter electromyography(括約筋筋電図)

現)によるものと思われる[1]．腹圧低下・PSDには中枢病変も関与していると思われる[1]．

3. 治療(図3)

PDのレボドパ治療，深部脳刺激療法と消化管機能についてまず述べる．著者ら[1]が最近，レボドパ治療前後で，未治療PD 15名に胃排出能検査を施行した結果，遅延はみられず不変であった．同様に未治療PD 19名にQL-GATを施行した結果，大腸通過時間は遅延なく不変で，直腸肛門機能が改善した[1]．Araiら[7]は深部脳刺激でPD患者の胃排出能改善を報告している．すなわち，内因性末梢性ドパミンD_2受容体は腸管抑制的である一方[2]，中枢にはたらくレボドパは，腸運動に対して不変・改善させる可能性がある．さらに，経皮吸収型ドパミン受容体作動薬を使用したところ，胃排出能が改善した．これは，ドパミン受容体作動薬が，消化管粘膜で代謝されることなく中枢に移行し，腸運動の改善をもたらした可能性が考えられた[8]．

レボドパなどで便秘が改善しにくい場合，適切な追加治療をおこなう[9]．通過遅延型便秘の治療として，便軟化・膨化薬(psyllium，PEG製剤，ポリカルボフィルカルシウム[10]，酸化マグネシウム製剤，ルビプロストン，リナクロチド，エロビキシバット水和物など)がある．このうち，PEG 3350は，PDの便秘に対しても有効であることが示された[11)12]．つぎに，胃腸運動を全体に高める運動促進薬(prokinetic drugs)の追加をおこなう(アセチルコリン系のニザチジン，セロトニン5-HT_4系のモサプリドクエン塩酸，漢方薬の六君子湯，大建中湯など)．ポリカルボフィルカルシウムなども，腸管壁を伸展して腸運動を高めることが知られている．直腸肛門型便秘の治療として，排便反射を促す目的でレシチン/炭酸坐薬などを使用する．モサプリド・大建中湯でも排便時の直腸収縮の増強効果がみられる．PSD，アニスムスに対して，わが国ではまだ保険適用がないが，欧米ではボツリヌス毒素注射が有効と報告されてい

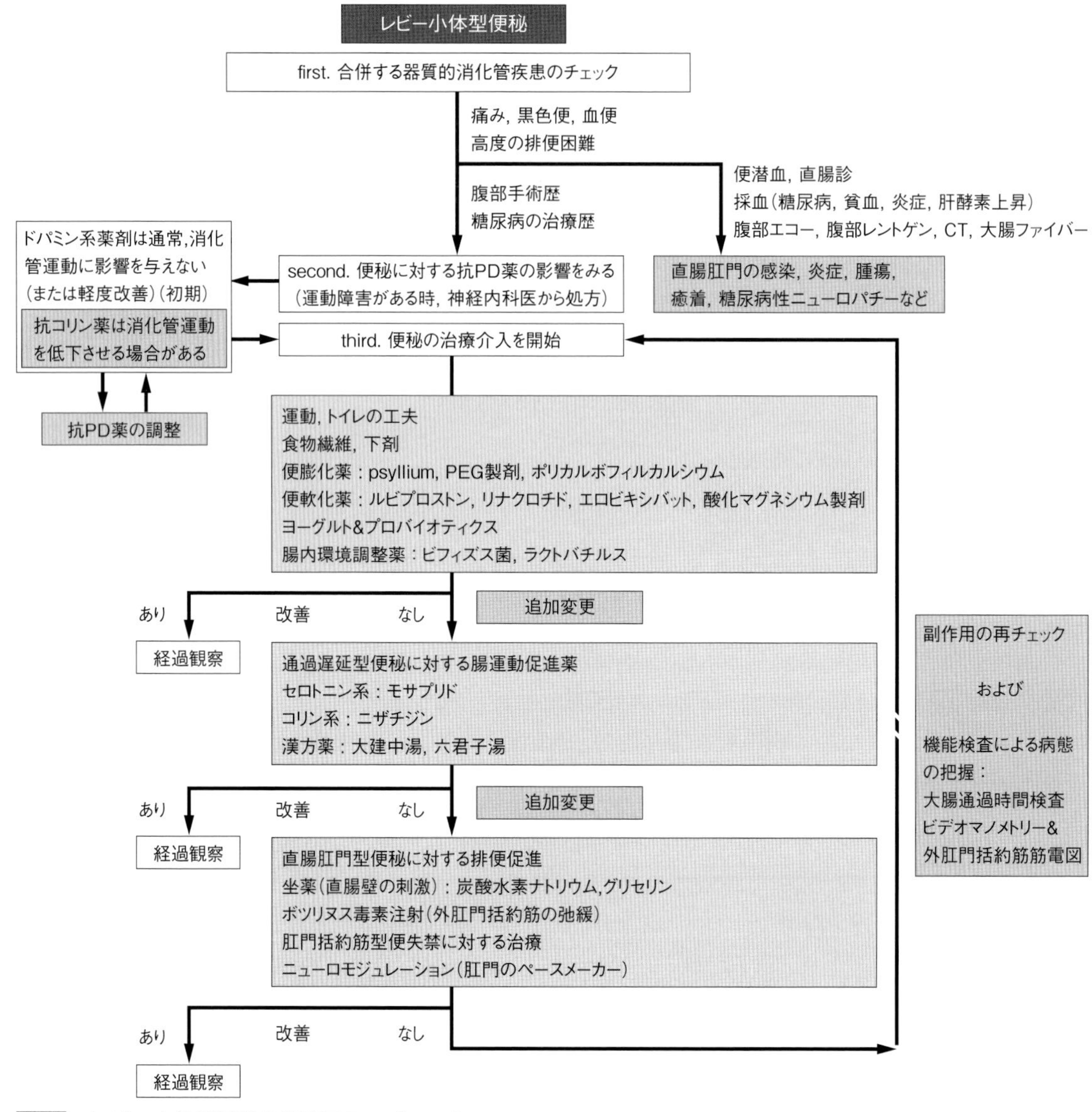

図3　レビー小体型便秘の治療フローチャート
PD：Parkinson's disease(パーキンソン病)　PEG：polyethylene glycol(ポリエチレングリコール)

る．脳疾患，高齢者にみられる便失禁は，高度便秘症に伴う溢流性が多いように思われる．神経疾患による便失禁に対するニューロモジュレーション(肛門のペースメーカーともよばれる)は，仙骨形成不全，脊髄損傷などで試みられている．PDの類似疾患である多系統萎縮症では，仙髄オヌフ核病変により，肛門括約筋が障害され，便失禁の頻度がPDよりも高い．しかし，ニューロモジュレーションはまだ試みられておらず，今後の検討を要すると思われる．

おわりに

脳神経内科で便秘症に気をつけなければいけない疾患として，PDとDLBがあげられる．これらの疾患は，ときに高度の便秘をきたす場合があり，消化器科救急として偽性腸閉塞/麻痺性イレウスをきたす場合もある．その機序として，腸管壁内(アウエルバッハ)神経叢の変性・レビー小体出現を反映しているものと思われ，一部，大脳黒質・青斑核の病変も関与していると考えられる．すなわち，PD/DLBの便秘は，疾患の一部であり，便秘症のみで発症したり，レボドパの吸収にも影響することが最近知られるようになってきた．PD/DLBの便秘は，運動障害治療薬であるレボドパなどで，軽度の改善がみられる場合がある．レボドパなどで改善が十分に得られないとき，追加治療として，PEG製剤を含めた便軟化・膨化薬をまず試みる．つぎに，腸運動促進薬(コリン系，セロトニン系)などの追加の順におこなうとよい．PD/DLBの便秘は，QOLを阻害するのみならず，消化器科・神経内科緊急受診の引き金となるので，十分な予防治療が望まれる．

(榊原 隆次／舘野 冬樹／相羽 陽介／大木　剛／川邉 清一／尾形　剛／山本 祥暉／大堀 耕資／萩原 聡子)

文　献

1) 榊原隆次：多系統萎縮症 vs パーキンソン病 自律神経症候から見た鑑別法 消化管障害(解説)．自律神経 **53**：218-221，2016
2) Sakakibara R, Kishi M, Ogawa E *et al*：Bladder, bowel, and sexual dysfunction in Parkinson's disease. *Parkinsons Dis* **2011**：924605, 2011
3) Sakakibara R, Doi H, Fukudo S：Lewy body constipation. *J Anus Rectum Colon* **3**：10-17, 2019
4) Recasens A, Dehay B：Alpha-synuclein spreading in Parkinson's disease. *Front Neuroanat* **8**：159, 2014
5) Doi H, Sakakibara R, Masuda M *et al*：Gastrointestinal function in dementia with Lewy bodies：a comparison with Parkinson disease. *Clin Auton Res* **29**：633-638, 2019
6) Sakakibara R, Tateno F, Aiba Y *et al*：MIBG myocardial scintigraphy identifies premotor PD/DLB during a negative DAT scan period：second report. *Mov Disord Clin Pract* **6**：46-50, 2018
7) Arai E, Arai M, Uchiyama T *et al*：Subthalamic deep brain stimulation can improve gastric emptying in Parkinson's disease. *Brain* **135**：1478-1485, 2012
8) Tateno H, Sakakibara R, Shiina S *et al*：Transdermal dopamine agonist ameliorates gastric emptying in Parkinson's disease. *J Am Geriatr Soc* **63**：2416-2418, 2015
9) 神経・精神疾患による消化管障害ベッドサイドマニュアル，榊原隆次，福土審編著，中外医学社，東京，2019
10) Sakakibara R, Yamaguchi T, Uchiyama T：Calcium polycarbophil improves constipation in primary autonomic failure and multiple system atrophy subjects. *Mov Disord* **22**：1672-1673, 2007
11) Eichhorn TE, Oertel WH：Macrogol 3350/electrolyte improves constipation in Parkinson's disease and multiple system atrophy. *Mov Disord* **16**：1176-1177, 2001
12) Zangaglia R, Martignoni E, Glorioso M *et al*：Macrogol for the treatment of constipation in Parkinson's disease. a randomized placebo-controlled study. *Mov Disord* **22**：1239-1244, 2007

7 緩和医療における慢性便秘症とポリエチレングリコール製剤によるアプローチ

はじめに

便秘はよく遭遇する症状の一つであり，多くの医師は実臨床で何らかの下剤処方を日常的におこなっていると思われる．しかし，頻度が高いものであるがゆえに，ともすると経験的な対処がなされることが多く，それはこの緩和医療領域でも否めないものがある．

最近，新しい作用機序の便秘症治療薬があいついで上市された．そのなかで2017年10月に『慢性便秘症診療ガイドライン2017』[1]，同年12月に『がん患者の消化器症状の緩和に関するガイドライン2017年版』[2]が刊行され，緩和医療における便秘症治療は大きな転換期を迎えている．

本領域において便秘は，治療期・終末期を問わず日常生活動作(activitis of daily living：ADL)やQOLに直結する症状として重要である[3]．しかし，とりわけ終末期においては，その病態から治療に数々の制約が生じてくることも多い．

ここでは，まず本領域における便秘の特徴について確認する．ついで，本領域における実際の治療と，ポリエチレングリコール(polyethylene glycol：PEG)製剤の位置づけについて考察したい．

1.　緩和医療における便秘の背景

慢性便秘症の総論的な背景因子は本書Part. 2などですでに詳解されているが，ここでは海外のガイドライン[4]も参考に，本領域の臨床上とくに留意すべきものを検討する．

1) 器質的背景

A.　併用する薬剤の影響

抗腫瘍薬は便通に影響を及ぼすものが多い[5]．精神症状などに対して使用する向精神薬には抗コリン作用をもつものがあり，連用・併用の際に注意が必要である．浮腫・体液貯留時の利尿薬は，脱水・電解質異常から便通に影響することがある．オピオイドは消化管へ多様な影響を及ぼし，その一連の症状はオピオイド誘発性腸機能障害(opioid-induced bowel dysfunction：OIBD)とよばれるが[6]，その一つに便秘がある．

B.　消化管自体の障害

消化管の原発巣・転移巣，管外病変の浸潤・圧迫は消化管の可動性低下・狭窄を引き起こし，便通は遅延する．肝転移などで門脈圧が亢進すると，腸間膜・腸管壁の浮腫が起こり，腸管蠕動不良・組織循環不全・腸管機能低下につながる．

C. 自律神経障害

迷走神経・骨盤神経叢への浸潤がある場合，その位置により支配領域の消化管機能に影響が出ることがある．また，椎骨転移では，腫瘍の物理的圧迫・浸潤による脊髄の器械的破壊や，局所の血流障害による脊髄の障害などから，膀胱直腸障害が出現することがある．

D. 電解質異常

悪性腫瘍は高カルシウム血症を伴いやすく，消化管平滑筋細胞・神経細胞の脱分極の頻度減少が起こる．また，利尿薬の使用などで起こりやすい低カリウム血症は，神経・筋細胞の過分極によりその興奮性が低下する．

2）機能的背景

A. 経口摂取の変化

水分や繊維質の摂取量減少となりやすいことから，便の性状や腸管粘膜機能に影響が出やすくなる．

B. 心因性要因

悪性疾患の罹患は，進行的に悪化する身体的な苦しみのみならず，経済的負担や就労への影響といった社会的な苦しみや，自己の存在や意味の消滅に伴う苦しみを伴う．うつ状態・不安といった精神症状・精神的な苦しみは，心因性要因として消化管機能にも影響を及ぼす[1)]．

C. ADL の低下

体力や筋力の低下で，十分ないきみができない場合がある．トイレへの移動が困難，あるいは必要な体位が取れないことは機能性便排出障害を惹起する要因となる．また，ADL が低下している患者は排便を習慣的に我慢していることも多く，直腸感覚低下となりやすい．

2. 緩和医療における慢性便秘症のポイント[3)]

1）背景にある病態が多様

本領域において，患者の便秘の背景は多様で，しかもそれらは短期間に変化することがある．とくに終末期では，週単位，ときに数日単位で病態が推移するため，月単位の処方をおこなうような臨床像とは異なり，その時点ごとに適切に判断しなければならない．

2）病態が複数で複合的

本領域では，背景病態が単一ということはまれである．終末期の場合は，複数の病態が互いに連鎖的に影響を及ぼしており，事態をより複雑にしている．たとえば，便通に影響する薬剤が他症状の軽減に不可欠の場合などでは，多面的な検討を要することも少なくない．

3）根本的治療が不可能

根治治療不能例では，早遅の差はあるが病巣は確実に増悪する．便秘の背景となる病態がこれらと直接関連している場合，その改善・除去も不可能であるとともに，時間的な余裕がないことがある．

4）薬剤服用の負担

薬剤内服の負担は，医療者が考えているよりもはるかに大きい．薬剤の大きさ，量や服用回数を患者が負担と感じていても，治療への期待や医療者への遠慮から申し出ない場合がある．食事量減少例などでは，内服アドヒアランスに随時注意を払う．

5）排便行為に伴う身体的・心理的負担

排便自体が体力を要する行為であり，さらにトイレへの移動など随伴する体動も負担となりうる．その負担は排便の度に発生する．介助を要する場合，羞恥心や介助者への負い目などの心理的負担も看過できない．

3. 治療の実際

まず，がん性腸閉塞などによる器質性狭窄性便秘は画像検査などで否定されているものとする．

また，直腸診で宿便がある場合は摘便など必要な処置をあらかじめおこなっておくことも大切である[3]．

前述したように，本領域での便秘の背景となる病態は多く，それまでの診察・検査結果などからそれらの複合的な影響や改善可否・現在の処方内容などをいま一度ふりかえって検討することから治療がはじまる．

併用薬，とりわけオピオイドは本領域においては重要な薬剤である．大腸は便秘の耐性形成を起こしにくく，オピオイド使用者の60％に便秘がみられるとの報告がある[7]．オピオイド誘発性便秘症（opioid-induced constipation：OIC）の治療薬として2017年にナルデメジンが薬価収載され，消化管の末梢μオピオイド受容体拮抗作用という特徴的な作用機序から，OICの治療に用いられている．本領域ではオピオイドの処方頻度が高いため，若干臨床現場での混乱をきたしている感があるが，いうまでもなくOICはあくまで便秘の一形態であり，本領域にみられる便秘＝OICではない．便秘は必ずしもオピオイドのみに起因するわけではなく，多岐にわたる背景が複合的に関与しているなかで発生することを忘れてはならない．ナルデメジンについては，『慢性便秘症診療ガイドライン2017』[1]にも，「オピオイドによる便秘の難治例において効果が期待される」とされており，その適応をよく見極めることが肝要で，いわゆるルーチン処方は望ましいとはいえない．このように，現処方の妥当性についても，病態とそれぞれの薬効をあらためて検討し直す必要がある．

また，理学的療法・排便環境調整・食事変更などの非薬物療法についても，薬剤処方前のこの段階で十分に検討しておく．

最近は早期からの緩和ケアが推奨され，本領域での患者予後はかなり幅が広く，年単位を見込める患者も多い．その場合は非がん患者と同様，上皮機能変容薬や胆汁酸トランスポーター阻害薬なども適応となる可能性がある．しかし，いわゆる終末期においては，浸透圧性下剤と刺激性下剤の組み合わせが基本とされており[8]，この方針は日本緩和医療学会の最新のガイドラインでも踏襲されている[2]．終末期では薬剤用量調節の容易さと副作用の少なさがより強く求められるが，この点でまず浸透圧性下剤をうまく使いこなすことは非常に重要である．

終末期の病態はときに刻々と変化することがある．先行薬剤が病態に見合う処方か，その時点でのコントロールは良好か，副作用はないか，などをつねに注意する．コントロール不良・副作用の出現，他剤含め服薬量増加による内服負担，併用の刺激性下剤の耐性形成傾向（量・頻度の増加）などがあるときは検討が必要となる．酸化マグネシウム製剤による高マグネシウム血症は，腎機能低下・高齢・それまでの長期連用といった観点から問題となってきている[9]．

こういったなかでPEG製剤は，本領域における浸透圧性下剤としても海外ではすでに広く使用されており[10]，ラクツロースと同等以上の効果が報告されている[11]．本領域でのメリットとしては，まず，吸収されないため代謝への影響がなく，併用薬への影響を及ぼさないことがある．高マグネシウム血症などの電解質異常の心配がない．とくに腎機能低下例では大きな利点である．また，習慣性や耐性形成がなく，内服回数1～2回/日，調剤後は液体で用量調節がしやすい，なども利点としてあげられる．さらに本領域において，ADLの低下した患者ではしばしば腸管内の便塊移動の遅延や宿便形成が問題となるが，PEG製剤にはこういった病態への効果が期待され[12]，従来の緩下剤にはない大きな特長といえる．通常の緩下剤が便の軟化効果のみなのに対し，PEG製剤は便の容積・潤滑性を増す効果，容積を増した便の大腸伸展による蠕動促進効果をあわせもつためである[13]．ただし，先に記したように，宿便がすでに形成されている場合は，経肛門的処置で宿便を除いてから本剤を投与する．

OICに対する緩下剤としても有用であり[14]，海外ではオピオイド投与早期から併用されている[10]．オピオイド開始に同時投与することでOICの予防効果が得られるとする報告もある[15]．

溶解する液量がPEG製剤（モビコール® 配合内用剤）1包あたり60 mlあるため，経口摂取量が減少している患者で1回内服量として負担がある場合は，分割して服用してもよい．体格が小さい場合や，食事量が少ない場合などは，モビコール® 配合内用剤1包/日から開始し，排便の状況や内服アドヒアランスを勘案しながら調節するとよい．水・茶で溶解すると，ごく薄い塩味があるが，内服にはほぼ影響なく，ジュースや乳飲料に溶解するとより服用しやすい．味覚過敏・嗅覚過敏がある症例では，冷温で溶解し，服用にストローを用いると味やにおいがさらに気になりにくくなる．

浸透圧性下剤の調節をおこなっても効果が不十分である場合，必要に応じて刺激性下剤を頓用で使用する．この場合，PEG製剤服用例では便に潤滑性があるため，刺激性下剤による腹痛・腹部不快症状の軽減が期待される．

おわりに

本領域では，とくに終末期においては，病勢の進行に伴い病態がつぎつぎに変化する．予後的・時間的な余裕がないことも多く，患者負担軽減の観点からも，投薬・処置全般においてtry and errorは可能な限り避けるべきである．いわゆるルーチン投薬・セット投薬ではなく，症状・病態を適切に診察・判断したうえで，患者ごとに最良の方針を勘案しなければならない．

このようななかでいま，PEG製剤が緩下剤の選択肢に加わった．その特長はいずれも本領域の便秘症治療においてメリットとなるものである．海外の多くの報告からも，適応範囲は広いものと考えられ，処方機会が増えていく薬剤といえよう．

（平山　功）

文　献

1）慢性便秘症診療ガイドライン 2017，日本消化器病学会関連研究会，慢性便秘の診断・治療研究会編，南江堂，東京，2017

2）がん患者の消化器症状の緩和に関するガイドライン 2017年版，日本緩和医療学会ガイドライン統括委員会編，金原出版，東京，2017

3）平山功：緩和医療における便秘治療の重要性と実際の治療．*Pharma Medica* **35**：39-43，2017

4）Larkin PJ, Cherny NI, La Carpia D *et al*：Diagnosis, assessment and management of constipation in advanced cancer：ESMO Clinical Practice Guidelines. *Ann Oncol* **29**(Suppl 4)：iv111-iv125, 2018

5）McQuade RM, Stojanovska V, Abalo R *et al*：Chemotherapy-induced constipation and diarrhea：pathophysiology, current and emerging treatments. *Front Pharmacol* **7**：414, 2016

6）Brock C, Olesen SS, Olesen AE *et al*：Opioid-induced bowel dysfunction：pathophysiology and management. *Drugs* **72**：1847-1865, 2012

7）Ishihara M, Ikesue H, Matsunaga H *et al*：A multi-institutional study analyzing effect of prophylactic medication for prevention of opioid-induced gastrointestinal dysfunction. *Clin J Pain* **28**：373-381, 2012

8）Larkin PJ, Sykes NP, Centeno C *et al*：The management of constipation in palliative care：clinical practice recommendations. *Palliat Med* **22**：796-807, 2008

9）厚生労働省医薬・生活衛生局：医薬品医療機器等安全性情報 No. 328，2015

10）Wirz S, Klaschik E：Management of constipation in palliative care patients undergoing opioid therapy：is polyethylene glycol an option? *Am J Hosp Palliat Care* **22**：375-381, 2005

11）Lee-Robichaud H, Thomas K, Morgan J *et al*：Lactulose versus polyethylene glycol for chronic constipation. *Cochrane Database Syst Rev* **7**：CD007570, 2010

12）Chen CC, Su MY, Tung SY *et al*：Evaluation of polyethylene glycol plus electrolytes in the treatment of severe constipation and faecal impaction in adults. *Curr Med Res Opin* **21**：1595-1602, 2005

13）中島淳，冬木晶子，稲生優海ほか：便秘治療薬の動向．*Pharma Medica* **35**：31-34，2017

14）Freedman MD, Schwartz HJ, Roby R *et al*：Tolerance and efficacy of polyethylene glycol 3350/electrolyte solution versus lactulose in relieving opiate induced constipation：a double-blinded placebo-controlled trial. *J Clin Pharmacol* **37**：904-907, 1997

15）Wirz S, Nadstawek J, Elsen C *et al*：Laxative management in ambulatory cancer patients on opioid therapy：a prospective, open-label investigation of polyethylene glycol, sodium picosulphate and lactulose. *Eur J Cancer Care* **21**：131-140, 2012

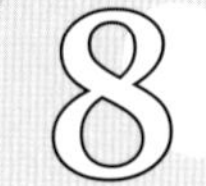

8 透析患者の慢性便秘症とポリエチレングリコール製剤によるアプローチ

はじめに

一般的に慢性腎臓病(chronic kidney disease：CKD)患者や透析患者は，健常者にくらべ高率に便秘を合併することが知られている．その要因は疾患自体に起因するものだけではなく，治療としての食事療法や薬物療法も影響している．また一般に便秘の原因としてあげられる要素の大部分を抱えている患者が多数認められる．治療においては，食事や運動といった基本的な点でも疾患特性から制約され，薬物による介入も限定的になっているのが現状である．以上のような理由からCKD患者・透析患者において便秘は日常的かつ重大な課題となっている．さらには消化管穿孔や虚血性腸炎などの致死的となり得る重篤な合併症につながる場合もあり得る．

ここでは，CKD・透析患者における便秘症の特徴とその対策を中心に概説する．

1. CKD・透析患者における便秘の頻度

一般健常者での便秘の頻度は約16%で，若年では女性に多いが高齢になると男女差はみられなくなる[1]．CKD・透析患者の場合，その頻度が著しく高くなることが特徴である．Yasudaら[2]は，血液透析患者または腹膜透析患者483名および慢性腎不全患者441名を対象にアンケート調査をおこなったところ，血液透析患者の63.1%，腹膜透析患者の28.9%，慢性腎不全患者の59.9%が便秘であると回答した．西原ら[3]は，血液透析患者202名および腹膜透析患者33名に対して，Rome II Modular アンケートを実施したところ，便秘の患者は52%となったと報告した．福岡県の透析患者団体である福岡県腎臓病患者連絡協議会[4]が2016年に透析患者231名を対象に施行した便秘に関するアンケート調査によれば，便秘であると回答した患者は58.6%であり，男女差はみられなかった．以上のように，CKD・透析患者における便秘の頻度は，CKD患者および血液透析患者で約6割，腹膜透析患者で約3割と一般住民に比較して著しく高率であるといえる．また男女差はないことから，高齢の健常者に近い特徴を示しており，加齢モデルともいわれるCKDの病態自体や年齢層の高齢化などが寄与しているものと思われる．なお腹膜透析患者では便秘が少ない要因としては，カリウム制限が血液透析にくらべて緩く，その分食物繊維の摂取量が多いことや透析での除水がより緩徐であることなどがあげられる．このようにCKD・透析患者において，便秘はごく日常的で高頻度の合併症であるといえる．

2. CKD・透析患者における便秘の原因の特徴

便秘をきたす原因としては，従来からいわれている一般的な要因だけではなく，CKD・透析患者では，以下のような特有の条件が加わってさらに高率に便秘となる．

1）食事療法

CKD・透析患者で多くみられ，ときに致死的となる病態の一つに高カリウム血症があげられるが，その対策の基本となるのが食事療法である．カリウムを高率に含有する野菜や芋・豆類，果物などの制限が主体であるが，同時にこれらの食品は重要な食物繊維の供給源でもある．Yasudaら[2]は，正常腎機能およびCKD・透析患者を対象として食事調査をおこなったところ，1日あたりのカリウム摂取量と食物繊維摂取量とのあいだに正の相関を認めたと報告している．やはりカリウム制限が結果的に食物繊維の制限となり，便秘の要因の一つとなっていると思われる．また透析患者または体液過剰状態となりやすい患者に対しては塩分制限とともに水分制限が指導されている．これらも結果的に便量や含水量を減少させ，腸内細菌叢へも影響し便秘をもたらす．

2）運動

CKDの病態自体や治療としての蛋白制限に起因して，CKD・透析患者は健常者にくらべ筋肉量が少なく，より身体的に脆弱であり，高齢者ではその傾向がさらに高度となる．また糖尿病や高血圧によるCKD・透析患者が増加するにつれ，運動能力や日常動作に支障をきたす心血管系の合併症を有する患者も増えている．こうして日常生活動作(activities of daily living：ADL)が低下した症例の割合は増加しており，同時に運動不足に由来する便秘も助長されている．

3）透析療法

透析療法そのものも要因の一つとなる．血液透析では4～5時間のあいだで数lの除水をおこなうが，これによる腸管内の水分量の減少や，腸管の血流低下による蠕動運動や自律神経機能の減弱の可能性がある．さらには腸管の循環障害は虚血性腸炎などの重篤な消化管合併症の原因となり，とくに動脈硬化の強い糖尿病や高血圧の患者ではさらにリスクが高くなる[5]．また特異的な背景として，透析患者は透析時間内での排便をできるだけ避けたいため，便意を我慢する傾向や，非透析日に排便を集中させる習慣が多くみられ，結果的に排便機能の低下を招く場合がある．

4）基礎疾患

便秘をきたしやすい基礎疾患としてさまざまな疾病があげられる．代表的なものとしてはパーキンソン病や多発性硬化症といった神経疾患や甲状腺機能低下症や糖尿病などの内分泌・代謝疾患である．とくにCKD・透析患者の原疾患として糖尿病は第1位であり，関係性が大きい．糖尿病による自律神経障害や腸管平滑筋の機能失調，腸間膜動脈の血行障害，腸内細菌叢の変化などが原因とされている．またCKD・透析患者は一般住民にくらべ高頻度に脳血管障害を合併し，その後遺障害による排便機能の低下が関与する場合もある．

5）薬剤

便秘の原因となる薬剤は多種類あるが，オピオイド系薬剤，抗コリン薬，鎮咳薬，抗精神病薬，鉄剤，イオン交換樹脂などが代表的である．このなかでCKD・透析患者で特徴的に頻用されるのは高カリウム血症治療薬の陽イオン交換樹脂である．このほか，CKD・透析患者で使用され，便秘をきたしやすい薬剤としては，体液量や血圧調整に使用される利尿薬，腸内の尿毒症物質の吸着により尿毒症症状の軽減と透析導入遅延効果を目的とする球形吸着炭，そして腸管内でのリン酸を吸着し，高リン血症を是正するリン吸着薬などがある．これらの薬剤の添付文書をみると，球形吸着炭では便秘をきたしやすい患者に対しては慎重投与であり，リン吸着薬のうち，セベラマー塩酸塩などのポリマー系薬剤と炭酸ランタン水和物については，重大副作用として腸閉塞，腸管穿孔が注意喚起されている．飯田ら[6]は保存期腎不全期に球形吸着炭と炭酸カルシウムを内服していた患者が，酸化マグネシウム製剤，ピコスルファートナトリウム水和物を内服中にもかかわらず透析療法導入直後に大腸イレウスを合併した症例を報告した．また便秘は虚血性腸炎発症の危険因子でもあり，その背景には腸管の循環障害とともに陽イオン交換樹脂やリン吸着薬の内服が影響している可能性もあることも念頭に置いておくべきである[5]．しかし大部分の透析患者にとって，便秘の高リスク因子であるリン吸着薬は血清リン値のコントロールのために内服せざるを得ない薬剤であり，とくにその影響は大きいものとなっている．しかし一時的な高リン血症は短期的には生命を脅かす病態ではないため，高度な便秘，宿便を原因とする重篤な消化管合併症が危惧される場合には，リン吸着薬を中止して排便コントロールを最優先する判断も重要である．

3. CKD・透析患者における便秘の治療

下剤投与をおこなう前段階で生活習慣の見直しや，原因となり得る薬剤の中止や減量をするべきとされ，この点はCKD・透析患者でも十分に考慮されるポイントである．CKD・透析患者，とりわけ化学療法を受けている担がん患者は，便秘を誘発する薬剤投与を高頻度に受けており，最初の段階でその治療内容を見直すことは重要である．ついで，さまざまな便秘症治療薬の使用を試みることになるが，極力浸透圧性下剤や上皮機能変容薬の投与が推奨されており，CKD・透析患者で汎用されている刺激性下剤は，できるだけ常用は避けて，あくまで頓用として検討されるべきとしている．

1）生活習慣

CKD・透析患者において，便秘の対策としての食事指導は相反する部分が多くあり，とくに推奨されない．たとえば便秘に対しては食物繊維や水分の積極的摂取が有効であるが，透析患者においては，それぞれ高カリウム血症や体液過剰を招く危険があり一概には勧められない．ただし便秘に対して効果があるとされる運動習慣については，CKD・透析患者においてもADLや循環動態の改善など，生命予後に直結したメリットがあり強く推奨される．しかし高齢化が進み，多くの合併症を有する患者が増加している状況では，運動療法の実施は現実的に困難な症例が増加している．

2）便秘症治療薬

基礎的な生活習慣の改善によることがむずかしい場合，対処方法として多くの場合便秘症治療薬による薬物療法を選択せざるを得ない．しかし，CKD・透析患者に対して投与可能な便秘症治療薬はごく限られているのが現状であり，将来的には有効かつ使用可能な薬剤の選択肢が増加することが望まれている．

A．浸透圧性下剤

①塩類下剤

酸化マグネシウム製剤に代表される塩類下剤であるが，刺激性下剤でよくみられる腹痛も少なく便秘に対する保険適用があるため，わが国で最も汎用されている便秘症治療薬である．しかしCKD・透析患者においては吸収されたマグネシウムの排泄能力が低下もしくは消失しているため，副作用としての高マグネシウム血症を惹起するリスクがあり，十分注意して使用する必要がある．添付文書上では高度腎機能低下者への投与は，禁忌ではないが慎重投与とされている．中村ら[7]はCKD患者を対象に推算糸球体濾過値(estimated glemerular filtration rate：eGFR)，酸化マグネシウム製剤投与量および血清マグネシウム濃度について解析した．その結果，eGFR≧45 m*l*/min/1.73 m^2の患者群では酸化マグネシウム製剤投与量と血清マグネシウム濃度とのあいだに相関関係は認めなかったが，eGFR＜45 m*l*/min/1.73 m^2の患者群では有意な相関関係を認めた．さらにeGFR＜15 m*l*/min/1.73 m^2の患者の平均血清マグネシウム濃度は正常範囲以上に上昇し，1,000 mg/日以上内服している患者のなかには血清マグネシウム濃度が6 mg/d*l*を超える高値を示す症例も認めた．この結果よりeGFR 45 m*l*/min/1.73 m^2以下のステージ3b以降のCKD患者での投与はきわめて慎重であるべきであり，使用に際しては定期的な血中マグネシウム濃度の測定のもと，少量からの投与が必要である．

②糖類下剤

塩類下剤とともに浸透圧性下剤と称され，単糖類のD-ソルビトールや二糖類のラクツロースが代表的薬剤である．たとえばラクツロースは小腸で分解吸収されることなく，腸内細菌の作用により乳酸などに変化し，腸内浸透圧を高めて腸内への水分移動を促す．同時に腸内ガスが増加し腸管の進展刺激により腸管蠕動運動も刺激される．腹痛などの副作用も少なく理想的な便秘症治療薬といえるが，従来わが国においての保険適用は小児の便秘や産婦人科手術前後の排便促進，高アンモニア血症のみに限られていた．しかし2018年より慢性便秘症での使用が保険適用となり，今後便秘症治療薬としての使用増加が予想されている．D-ソルビトールについては，透析患者のセベラマー塩酸塩による便秘に対し，D-ソルビトールの併用で便通改善効果があったと報告されている[8)]．しかし本剤については，現在も保険適用は消化管X線造影検査時の便秘防止などに限定されており，以前のラクツロース同様使用上の障害となっている．

B．刺激性下剤

一般に汎用されている酸化マグネシウム製剤は高マグネシウム血症の懸念があり，CKD・透析患者の使用に際し大きな障壁となっているのが現実である．そのためきわめて高率に刺激性下剤が使用されていることが特徴である．センノシドやダイオウなどのアントラキノン系下剤とピコスルファートナトリウム水和物などのジフェノール誘導体下剤に大別され，その機序は，腸内細菌により活性体となり腸管壁の神経叢に直接作用して蠕動運動を誘発するものである．有効性は高いものの，強い蠕動誘発による腹痛の副作用や，アントラキノン系下剤の連用による耐性や習慣性および粘膜面が黒色化する大腸メラノーシスが問題となっている．よって基本的に刺激性下剤は常用ではなく，便通の状況にあわせてon demandで内服するのが望ましい．しかし，CKD・透析患者においては便秘がきわめて高率に合併するにもかかわらず，前述したように使用可能な薬剤はごく限られているのが現状である．そのため耐性を生じるリスクがある刺激性下剤を漫然と長期に投与せざるを得ない場合も多くみられる．また宿便が多い症例の場合，刺激性下剤の作用で宿便より口側の腸管蠕動の亢進により腸管内圧が上昇して，結果的に消化管穿孔を惹起する危険性もあるため注意を要する．

C．上皮機能変容薬

便秘症治療薬は1954年に塩類下剤の酸化マグネシウム製剤が発売され，以来1961年アントラキノン系下剤のセンノシドから1980年にジフェノール誘導体下剤のピコスルファートナトリウム水和物へとつづいていったが，それ以降はまったく新規の下剤は登場してこなかった．このような現状がさらに使用薬剤の限定や，効果にかかわらず漫然とした投与を継続させる結果にもつながったといえる．

2012年にようやく新規の下剤であるルビプロストンが使用可能となった．その作用機序は従来の薬剤とは大きく異なり，小腸粘膜内腔側に存在するClC-2クロライドチャネルを活性化することで塩素イオンの管腔内への移行を促進，これにより細胞間隙を介してナトリウムイオンが管腔内へ移動することとなり，結果腸管内への水分分泌が増加するというものである．慢性便秘症に保険適用があり，高マグネシウム血症や腹痛，耐性などの副作用もなく，とくにCKD・透析患者において期待される治療薬となっている．ただし嘔気や逆に下痢になる症例もみられるので，少量から投与して忍容性を評価することが望ましい．米国からは便秘リスクの高い糖尿病患者を対象としたランダム化比較試験[9]が報告され，有意な排便回数の増加と結腸通過時間の短縮が示された．吉田ら[10]は便秘を合併する血液透析患者を対象にルビプロストンを投与し，全体の72%で改善がみられ，リン吸着薬内服患者に限定しても70%の改善率であったと報告し，CKD・透析患者においての有効性が示された．元ら[11]は，ルビプロストンの便秘以外での興味ある治療効果を報告した．透析患者で連日センノシド24 mg内服しているにもかかわらず便通不良が持続するため，大腸内視鏡施行したところ，全結腸に大腸メラノーシスを認めた．そこで下剤をセンノシドからルビプロストンへ変更したところ排便コントロールは改善し，6ヵ月後に施行した大腸内視鏡では大腸メラノーシスは消失していた．便通以外の腸内環境や腸粘膜への影響も示唆される結果であった．

さらに最近では2017年に分泌性下剤のリナクロチドが使用可能となった．作用機序は腸管粘膜のグアニル酸シクラーゼC受容体を活性化することで細胞内サイクリックGMPが増加，その結果塩素イオンや炭酸水素イオンが管腔内に移動し，結果ルビプロストンと同様腸管内水分量が増加するものである．保険適用は便秘型過敏性腸症候群，慢性便秘症に限定されるが，とくにCKD・透析患者に対して禁忌や慎重投与にはなってはおらず，今後使用成績の蓄積が望まれる．以上のように分泌性下剤はCKD・透析患者での便秘症治療薬として，従来の薬剤にくらべ有利な点が多く，これから使用頻度が増加するであろうと考えられる．

d．胆汁酸トランスポーター阻害薬

上皮機能変容薬と同時期の2017年に胆汁酸トランスポーター阻害薬であるエロビキシバット水和物が上市された．小腸内に分泌された胆汁酸のうち5%ほどは腸管循環に再吸収されずに大腸に流入するが，その際大腸の蠕動運動と分泌液が増加する．この胆汁酸による刺激作用の増強が主たる機序であるが，同時に大腸粘膜のtransmembrane G protein-coupled receptor 5（TGR5）が刺激され細胞内のサイクリックAMPが増加，その結果塩素イオンが管腔内へ移動することで同時にナトリウムイオンと水分子が流入して内腔水分量が増えるものである．上皮機能変容薬と同様にCKD・透析患者への使用は可能であり，治療効果の評価が期待される．

4. CKD患者でのポリエチレングリコール（polyethylene glycol：PEG）製剤の使用経験

症例70歳代後半女性．膜性腎症による慢性腎不全，ネフローゼ症候群の患者で，著明な全身浮腫と腎不全の進行のため当科入院となった．入院時より2週間で硬便が2回程度しか出ない，重度の便秘症を呈していた．この際の便秘薬としては，ルビプロストン48 μg＋エロビキシバット水和物5 mg＋ピコスルファートナトリウム水和物10〜15滴＋センノシド頓用となっていた．そこでPEG製剤を1日2包から開始し数日で1日4包まで増量したところ，連日〜2日に1回程度の普通便〜軟便が排出されるようになった．

このように，従来の便通改善薬で無効な症例でもPEG製剤への変更により便通改善効果を認めることもあるため，難治性の場合重要な選択肢となると思われる．

おわりに

CKD・透析患者はきわめて高率に便秘を合併

し，ごく日常的な合併症と認識されている．しかしだからといって便通管理を怠ると，場合によっては腸閉塞や消化管穿孔などの生命を脅かす合併症につながりかねない重篤な病態でもある．その背景にはさまざまな透析患者の基礎疾患や透析療法自体，投与薬剤の複合的な関与がある．よってCKD・透析患者における便秘を診療する場合には特有の要因を十分認識したうえで，現行治療の見直しや新規下剤の使用なども考慮すべきである．

（満生 浩司）

文献

1）中島淳：慢性便秘の病態．診断と治療 **101**：211-216, 2013

2）Yasuda G, Shibata K, Takizawa T *et al*：Prevalence of constipation in continuous ambulatory peritoneal dialysis patients and comparison with hemodialysis patients. *Am J Kidney Dis* **39**：1292-1299, 2002

3）西原舞，平田純生，和泉智ほか：透析患者の便秘症についての実態調査．日本透析医学会雑誌 **37**：1887-1892, 2004

4）福岡県腎臓病患者連絡協議会：便秘アンケート調査結果．ふくじんきょう **259**：2-7, 2016

5）西原舞，平田純生，山川智之：透析患者における便秘と虚血性腸炎．大阪透析研究会会誌 **23**：55-59, 2005

6）飯田倫理，酒巻裕一，山本卓ほか：慢性の便秘症とメタボリック症候群から大腸イレウス・腹部コンパートメント症候群に陥った慢性腎不全の1例．臨牀透析 **31**：471-474, 2015

7）中村忠博，松永典子，樋口則英ほか：酸化マグネシウム製剤の腎機能低下患者における血清マグネシウム値への影響．日本腎臓病薬物療法学会誌 **2**：3-9, 2013

8）平田純生，和泉智，古久保拓ほか：Sevelamer hydrochloride 投与による便秘症予防のための下剤使用法の検討．日本透析医学会雑誌 **37**：1967-1973, 2004

9）Christie J, Shroff S, Shahnavaz N *et al*：A randomized, double-blind, placebo-controlled trial to examine the effectiveness of lubiprostone on constipation symptoms and colon transit time in diabetic patients. *Am J Gastroenterol* **112**：356-364, 2017

10）吉田拓弥，古久保拓，田中千春ほか：血液透析患者の便秘症に対するルビプロストンの臨床効果．大阪透析研究会会誌 **32**：29-32, 2014

11）元志宏，野辺香奈子，金井弘次ほか：ルビプロストン投与により大腸メラノーシスが改善した維持透析患者の1例．日本透析医学会雑誌 **50**：163-166, 2017

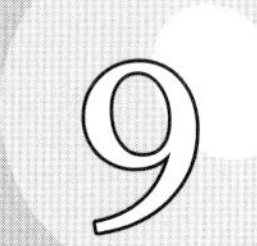

9 クリニックにおける慢性便秘症治療
—連携医療—

はじめに

当院は消化器科＋肛門科の診療所である．著者自身外科・消化器科専門修練中，とくに便秘症治療について配慮した覚えがない．酸化マグネシウム製剤と刺激性下剤を用いたよくある治療をおこなっていた．転機は肛門手術であった．手術後の一番のハードルは「排便」である．とくに日帰り手術後，自宅で最初の排便をおこなうのは大変なことである．これを安全快適におこなうことが，出血など術後合併症の軽減に直結する．患者にとっての日常生活の一コマである排便が，術後においては，重大な意味をもつのである．肛門外科領域大腸肛門病専門医になって，やっと便秘症治療の重要性を実感した次第である．その後大腸通過時間の研究[1]や，刺激性下剤の使い方[2]や評価の研究をおこなっている．現在日帰り肛門外科手術をメインでおこなう診療所を開業している．便秘症治療目的で来院される方も増えてきているが，やはり「お尻の不調」で来院される方が多い．お尻を治すにあたっては，排便も治す必要があり，受診を契機にそれを実感される患者が多い．つまり当院においては，患者の希望と当院の方針が同じ方向を向いているので，治療においてよいアドヒアランスを保つ条件が揃っているといえる．

ここでは，「一般クリニックでの慢性便秘症治療」について述べる．消化器内科や肛門外科でない，一般の診療所であれば，アドヒアランスを保つことは大変であり，治療効果が患者の満足を得られないと，ただちに治療中断の憂き目にあう．そこでここでは，診療所における「よくある」場面を踏まえながら，診療所の先生方の少しでもヒントになる記載をこころがける．基本的に『慢性便秘症診療ガイドライン 2017』[3]に準拠する．詳細な診断・治療については本書他項を参照されたい．

1. クリニックにおける慢性便秘症治療の特色

クリニック（診療所）こそが便秘症治療のメインステージである．クリニックでの診療にはいくつかの特徴がある．①いくつかの病気や不調のうちの「ひとつ」として便秘の治療があること．②患者の家庭環境や生活習慣を含めた全人的な治療をおこなうこと．③さらに高次の医療機関へとつなぐ「ゲートキーパー」としての役割．医療資源に制限があるため，適切な医療連携が必要．④一般用医薬品（OTC）薬を用いたセルフメディケーションでよいのか，医療用医薬品を用いた治療が必要であるのかを見極める施設としての役割，などである．

2. 便秘症治療の特殊性・高血圧や脂質異常症との違い

ポリエチレングリコール(polyethylene glycol：PEG)製剤をはじめ「慢性」便秘症治療薬の登場で治療に変化が生じてきている．「慢性」の文字が加わることで，高血圧や脂質異常症のような生活習慣にかかわる慢性疾患と同じ扱いになったと考えるのは早計である．薬局・ドラッグストアに医療用医薬品と同等の降圧薬や脂質異常症に対する薬は売られていない．一方便秘症については，医療用医薬品よりもさらに強力な刺激性下剤が簡単に手に入る[4]．血圧や脂質のように微妙な調整ではなく，強い刺激性下剤で一気に排出してしまえば，ひとまず困った便秘症状はいったん解消してしまう．そのためこれまで医療機関に来ることなく，過激な治療で済まされていたのである．血圧や脂質の治療においては，脳および心血管イベントの回避という目標があり，患者も治療について納得できよう．しかし，便秘症については，「便秘症患者は生命予後が低下している」[5]との研究結果を示しても，いまだ「調子が悪ければ薬を飲んで一気に治してしまえばよい」との意識が強い．「慢性疾患」と認識されていないのである．そのようなアドヒアランス不良が当然の疾患において，PEG製剤をはじめとした治療をどう継続していくのか．そこにもこれからのクリニックにおける課題が横たわっている．

3. 複数の疾患の「ひとつ」としての便秘症治療

当院では，慢性疾患の主治医はほかにいるので，お薬手帳をすべて確認して，電子カルテに記録している．複数の医療機関からお薬手帳が発行されていることがあるので注意する．さらにサプリメントについてもすべて把握するようにしている．高齢になるほど疾患数が増え，投薬数が増加する傾向がある．当院にて連続した201人について調べたところ，65歳未満の患者では他院からの処方が中央値0剤(range 0～13)，平均1.14剤，65歳以上の患者では他院からの処方が中央値6剤(range 0～19)，平均6.33剤であった．65歳以上の高齢者では有意に他院からの処方製剤数が多かった($p<0.01$，Mann-Whitney U-test)(第73回日本大腸肛門病学会学術総会で発表)．

したがって，高齢者ほど投薬による慎重投与や併用注意などの問題が生じてくる．その点PEG製剤は使いやすく，安全性が高いといえる．ただし現時点(2019年9月現在)では，保険診療においては「従来の便秘症治療薬で効果不十分な場合に使用する」ようにとする厚労省通知(保医発)があるため，前治療がない場合は浸透圧性下剤が第一選択となる．酸化マグネシウム製剤を第一選択とし，適宜整腸剤，蠕動調節薬を併用，刺激性下剤を屯用する．酸化マグネシウム製剤使用について「慎重投与」「併用注意」がなければ続行．あれば浸透圧性下剤のPEG製剤，ラクツロースの使用．有効なら続行．無効であれば，多少副作用はあるが上皮機能変容薬，胆汁酸トランスポーター(ileal bile acid transporter：IBAT)阻害薬の使用という流れが今後の一つの指針となろう．ガイドライン発刊後の新規製剤の使用順序については，まず便性の変化を期待しPEG製剤，ラクツロースとし，無効であれば，蠕動運動に間接・直接効果のある薬をそのつぎに使用するというのが常識的であろう(**図1**)．

4. 連携医療のあり方

クリニックは人的，施設要件的に限界がある．慢性便秘症治療においてクリニックでは無理なことは，医療連携によってカバーする必要がある．この項では，医療連携について述べるが，いくつか要点がある．一番避けなくてはならないのは，「うまくいきません．どうぞよろしくお願いいたします」とする「丸投げ紹介」である．紹介先医

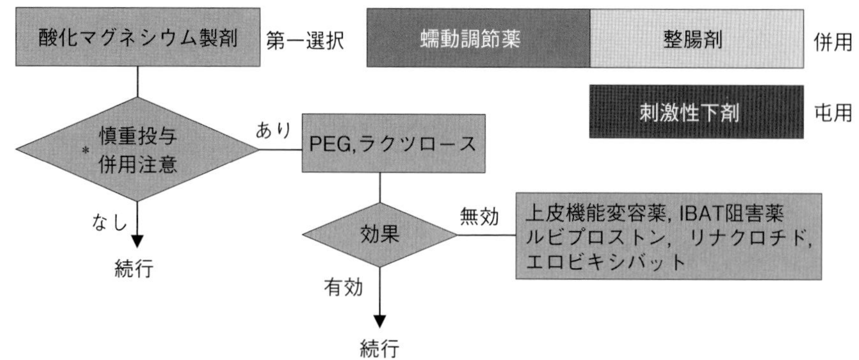

・新規便秘症薬は「従来の便秘症治療薬で効果不十分な場合に使用する」よう厚労省通知
・前治療がない場合は浸透圧性下剤が第一選択

＊酸化マグネシウム製剤の慎重投与：腎障害，心機能障害，下痢，高マグネシウム血症，高齢者
＊酸化マグネシウム製剤の併用注意：TC 系・ニューキノロン系抗菌薬，セフジニル，アジスロマイシンなど抗菌薬，ビスホスホン酸塩系骨代謝改善剤，ジギタリス製剤，鉄剤，フェキソフェナジン，ポリカルボフィルカルシウム，高カリウム血症改善イオン交換樹脂製剤，活性型ビタミン D_3 製剤，大量の牛乳，カルシウム製剤，ミソプロストール，ほかにも併用で吸収が低下する薬剤多数.

図1　治療薬選択のダイアグラム
PEG：polyethylene glycol（ポリエチレングリコール）製剤，IBAT：ileal bile acid transporter（胆汁酸トランスポーター），TC：tetracycline（テトラサイクリン）

表1　連携医療の必要な場合

(1) **警告症状・危険因子**のある場合，器質的疾患を除外する．（内視鏡検査，CT などの画像検査などを地域の医療機関に依頼） 警告症状：排便習慣の急な変化，予期せぬ体重減少，血便・便潜血陽性，腹部腫瘤，腹部波動，発熱，関節痛，夜間の腹痛・下痢，持続する腹痛など 危険因子：50 歳以上での発症，大腸がんなど器質的疾患の既往歴・家族歴 〔慢性便秘症診療ガイドライン 2017，p44 に問診票（案）あり〕
(2) **直腸肛門指診，肛門鏡検査**による直腸肛門部の器質的疾患除外ができない場合．（肛門科医に依頼．このとき(1)についても検査できる肛門科医と連携しておくと効率的）
(3) **併存疾患**の診断治療が必要であるとき．（高血圧，糖尿病，甲状腺機能低下などその病態や治療によって便秘傾向をきたす併存疾患について，専門外の内容を地域の医療機関に依頼）
(4) **機能性便排出障害**を疑う BSS＝4〜7 の排便困難型．（機能性便排出障害の診断治療のできる医療機関に依頼）これはかなりまれで，じつはほとんどの場合慢性便秘症については，診断治療がクリニックで可能である．

BSS：Bristol stool scale（ブリストル便形状スケール）

療機関において専門的な診断や治療ができない場合，改善の見込みはなく，途方にくれて困るのは患者である．そうなると医療機関を見放して，またOTCの刺激性下剤や健康茶やサプリメントに頼る状態に逆戻りしてしまうのである．依頼項目を明記した紹介を心がけたい．連携医療の必要な場合を述べる（**表1**）．将来的に通過時間測定が保険適用となった場合はそれについても連携が必要になる．

5. 診療の実際と「機能性便排出障害」をどう疑うか

診察時には毎回，1週間あたりの排便回数と，便性をブリストル便形状スケール（Bristol stool

scale：BSS）で評価する．排便量が少ない場合に「出ていない」という患者が多いので，漏らさず丁寧に問診する．不明確の場合は排便日誌の活用が望まれる．また出はじめが硬くBSS＝1～2であっても，最後がBSS＝4の場合「硬くない」ということも多いので注意する．1週間の排便回数が5～7回あり，BSS＝4～7なのに排便困難という場合のみ除外し，通常は浸透圧性下剤（酸化マグネシウム製剤，PEG製剤，ラクツロース）による治療を開始する．酸化マグネシウム製剤でべたつく便になる場合は整腸剤を併用するとよい便性になることがある．慢性胃炎を併発している場合は保険上使える薬が増え，蠕動促進作用のあるモサプリドクエン酸塩水和物が有効な場合がある．「大腸通過正常型」だと，食物繊維の摂取も有効である．治療に対する反応をみながら診断治療を進めることも現実的である[6]．

排便回数が正常かつ，BSS＝4～7の「排便困難型」に注意する．また上記治療により排便回数・便性とも改善しているのに出せない場合も同様である．局所効果を期待してのビサコジル（商品名テレミンソフト）坐薬，炭酸ガスによる刺激を期待しての炭酸水素ナトリウム（商品名 新レシカルボン）坐薬，あるいはグリセリン浣腸などを試す．これらの治療に並行して，あるいは無効症例については，専門的診断治療が必要となる．この場合は「機能性便排出障害」であるか否かについて，排便造影検査（デフェコグラフィー），バルーン排出検査などのできる医療機関に紹介する必要がある．これらの検査ができ，治療（バイオフィードバック療法など）ができる医療機関は全国でも少数である．大学病院でもできないことが多い．肛門科専門病院のほうが有利な場合もある．日本大腸肛門病学会，日本臨床肛門病学会の専門医，認定施設などに問いあわせるのがよいと思われる．大腸肛門機能障害研究会HPにも一部の医療機関について一覧表がある[7]．また日頃から勉強会や研究会に出向き，高次の検査・治療のできる医療機関とface to faceの関係を作っておくことが大切である．わからないこと，できないことを尋ねるのは恥ずかしいことではない．いざというとき誰に相談すればよいのか，そのルートをたくさんもっておくことこそ，メインステージを仕切るわれわれの技の一つである．

6. 刺激性下剤の濫用について

OTCの強い刺激性下剤が簡単に手に入るうえ，医療現場でもセンノシドA・B 12 mg製剤を1日2錠眠前投与28日分などの処方をいまだに多くみかける．患者の「便秘です」との申告に，何の問診診察もなく処方され，患者は効きすぎるので適当に服用し，3～4ヵ月ごとにまた処方を受けている．本書をご覧の方にこのようなことはないと信じたいが，安易な刺激性下剤の処方が，濫用状態に陥るきっかけになっている面がある．経験上，刺激性下剤が1日量センノシドA・B 48 mgを超えると，長期の使用により腸管蠕動機能が低下したり，大腸黒皮症を生じることが多い．刺激性下剤濫用症例では，BSS＝6～7の下痢便で出していることが多い．下痢便になるとその日は頻回便になるため，社会的活動はできず，休日などを「排便の日」にしていることも多い．それを損失と考えず，当たり前と思っている患者もある．

7. サプリメントによる刺激性下剤成分の濫用について

さらに困ったことには，サプリメントとして，「便秘が治る」と宣伝しなければ，食品として配合できる刺激性下剤成分が多数認められていることである．「1週間スッキリしない」「ぽっこり」が「たちまちすっきり」とか「スルリと」「どっさり」などとグレーな表現で売るサプリメントや健康茶があとを絶たない．成分としてセンナ（茎），アロエ（根・葉肉），ケツメイシ/エビスグサ（種子・葉）＝ハブ茶，キャンドルブッシュ（別名ゴールデ

表2　**刺激性下剤ランキング表(センノシドA・B＝12 mgを10とした1錠1包当たり一覧表) 2019簡略版**

	ランク	製品名
弱 ↑	1.0	**セチロ配合錠**
	1.1	**ビーマス配合錠/ベンコール配合錠**
	1.3	ビオフェルミン便秘薬
	2.1	**ラキソベロン錠**/ピコラックス/ビューラック・ソフト/ビュースルー・ソフト/コーラックファースト
	2.4	クラシエワカ末漢方便秘薬/ウエストンサラ
	2.6	クラシエ薬草便秘薬
	4.2	コーラック/コーラックⅡ/ビューラックA/ビュースルー/ウェストンピンク/サトラックスエース
	4.3	**ツムラ大黄甘草湯**
	4.4	**ツムラ麻子仁丸**
	4.7	タケダ漢方便秘薬
	4.9	**オースギ大黄甘草湯**
	5.5	**ツムラ桃核承気湯**/アジャストA
	5.8	スルーラックプラス
	6.8	コーラックファイバー
	8.6	スルーラックS/ツウカイ/フジツージ
	8.9	サトラックス分包/サトラックスビオファイブ
	10.0	**プルゼニド錠/センノシドA・B 12 mg製剤(各社)/アローゼン0.5 g**/コーラックハーブ
	14.0	**ヨーデルS錠**
	15.3	新ウィズワン
	16.7	新ビオミットS
	20.0	**アローゼン1.0 g**
↓ 強	20.8	カイベールC

太字：医療用医薬品
仮定：センノシドA・B 12 mg＝ビサコジル12 mg＝ピコスルファートナトリウム水和物12 mg＝カサンスラノール160 mg
ダイオウ，センナエキス，センナ実を含むものは高速液体クロマトグラフィーによる実測値から換算
(岡崎啓介ら，2019[9]より改変引用)

ンキャンドル，ハネセンナ)などの刺激性下剤成分が含まれていることが多い．サプリメント長期使用においても大腸の機能低下，大腸黒皮症を認める．診察においては，サプリメントやお茶についてもすべて問診にて把握すべきである．参考までに健康食品の成分については，国立健康・栄養研のHPで「健康食品」の素材情報データベース[8]を患者と一緒にみるとよい．患者は体によいと思っているので，説明が必要である．

8.　刺激性下剤濫用症例への対応

排便回数減少型で，かつ長期間刺激性下剤(OTC，サプリを含む)を使用している場合一時的な「大腸通過遅延型」も含まれてくる．PEG製剤のみでは効果不十分のことがある．刺激性下剤を急にやめると糞便充塞をきたし身体的危険と治療離脱のおそれがある．濫用されている刺激性下剤成分を50～80％に減らして短期間継続・漸減していく対応が必要である．サプリメントの場合は

使用量を半分にし，その分を既存の強さの刺激性下剤に置き換えて効果をみていくとよい．そのためには，すでに使用されている刺激性下剤と，医療用医薬品の刺激性下剤の強さの一覧表があると，適切な薬剤の選択に役立つ．当院では，2014年から「刺激性下剤ランキング表」を作成している．刺激性下剤の効率的な漸減のためと，慢性便秘症治療のゴールに近づいた患者の屯用に適した「弱い刺激性下剤」の選択にも役立つ．**表2**に最新の一覧表の簡略版を示す[9]．

おわりに

慢性便秘症への対応は大変むずかしい．適切な排便コントロールによって，排便の1日を損失ではない，通常の1日にすることもできる．患者の1日，1週間，1ヵ月を把握しているクリニックの医師にこそできる治療があろう．

クリニックは患者が最初に訪れ，いろいろな診断治療経過を経て，最後まで通う医療機関である．途中で患者が諦めてしまうと，来院前の状況に戻ってしまう．再び刺激性下剤OTCやサプリメントの不自由な世界に逆戻りしてしまわないよう，患者には治療を継続してもらわなければならない．患者の性格，家庭環境，職場環境まで踏まえて，治療離脱することなく，少しずつ満足を積み重ねていかなくてはならない．強い刺激性下剤を飲めば明日には解決してしまう状況を，いかに生活習慣病であるかわからせ，医師と患者で治療を進めていくためには，長くとも1ヵ月単位で，少しずつ何かよくなっていることの実感が必要である．いわば「ご褒美」が必要なのである．先月よりは少し出る日が増えた，先月よりは少し出しやすくなった，先月よりは少しお尻が痛くなくなった，など少しでもよいからまた来月も頑張ろうと思ってもらわなくてはならないのである．これは簡単なようでかなり大変なことである．理屈だけでついてきてくれる患者もあるが，ほとんどの場合アドヒアランス向上のためには，良好な医師患者関係が必要である．診察室のなかだけの月に1～2回の人間関係ではあるが，それを短時間でいかにうまく作りあげるかが，クリニックの医師に必要な素質であろう．

（岡﨑 啓介）

文献

1) 岡﨑啓介：放射線不透過マーカーを用いた大腸通過時間の測定―便秘の質的診断のために―．日本大腸肛門病学会雑誌 **63**：339-345，2010
2) 岡﨑啓介：刺激性下剤の使い方の検討―大腸通過時間を指標として―．日本大腸肛門病学会雑誌 **64**：408-413，2011
3) 慢性便秘症診療ガイドライン 2017，日本消化器病学会関連研究会，慢性便秘の診断・治療研究会編，南江堂，東京，2017
4) 岡﨑啓介，山田春樹，森永紀：大黄・センナ含有医薬品のセンノシドA・B定量による刺激性下剤成分の評価．兵庫県医師会医学雑誌 **59**：32-36，2017
5) Honkura K, Tomata Y, Sugiyama K *et al*：Defecation frequency and cardiovascular disease mortality in Japan：The Ohsaki cohort study. *Atherosclerosis* **246**：251-256, 2016
6) 味村俊樹：慢性便秘症の初期診療．診断と治療 **106**：811-819，2018
7) 大腸肛門機能障害研究会 HP https://kinoushougai.wixsite.com/mysite/blank-4
8) 国立健康・栄養研 HP.「健康食品」の素材情報データベース https://hfnet.nibiohn.go.jp/contents/indiv.html
9) 岡﨑啓介，森永紀：刺激性下剤強度ランキング表 2019 の作成．日本臨床肛門病学会雑誌 **3**：81-86，2019

10 小児科の慢性便秘症における連携医療

はじめに

小児の慢性便秘症診療における連携医療として，外科的な器質的疾患の診断と治療のため小児科と小児外科との連携，難治例などにおける小児科医と便秘症治療の経験が豊富な医師との連携がおこなわれている．また，長期の維持治療が必要な症例は，小児診療科から成人診療科への移行期医療の対象となる．保育施設や学校，訪問看護師などの地域との連携を要する症例もいる(**図1**)．

わが国においてポリエチレングリコール(polyethylene glycol：PEG)製剤であるモビコール® 配合内用剤(以下，PEG3350＋E)が2歳以上の小児と成人の慢性便秘症治療薬として保険収載された．

ここでは，小児の便秘症における連携医療全般およびPEG3350＋E内服困難例への対応を含め概説する．

1.　小児科と小児外科の連携医療

便秘症は解剖学的異常を伴う器質性便秘症，基礎疾患や全身疾患に伴う続発性便秘症，それ以外の機能性便秘症に分類される．小児便秘症の診療では，器質的疾患を示唆するred flags(**表1**)[1]を確認し，外科的な器質的疾患を示唆する徴候があれば小児外科にコンサルトする．代表的な外科的疾患として，腸管神経異常(ヒルシュスプルング病など)，直腸肛門形態異常，脊髄神経系の異常，骨盤内病変に伴うものがあげられる．先天性の器質的疾患の鑑別は，新生児から乳児期の便秘症例ではとくに重要であるものの，幼児から成人期に診断されることもあり，難治性便秘症の患者の診療では器質的疾患の鑑別をつねに考慮しなければならない．

2.　小児科と小児の便秘症の治療経験が豊富な医療機関との連携

一般的な便秘症の治療をおこなってもyellow flags(**表2**)[2]のある症例は，早期に積極的な小児の便秘症の治療経験が豊富な医療機関との連携が必要である．小児の便秘症の経験が豊富な医師を厳密に定義することはむずかしいが，それぞれの地域で小児消化器病医，小児科医，小児外科医などがその役割をになっている．

難治例では，再度の器質的疾患の評価，便塞栓の有無を確認し，それぞれの患者に適した治療法を豊富な経験にもとづき提供する．小児消化器病を専門とする医療機関では，外来の診察室に超音波機器が整備されていることが多く，便塞栓の有無を診察所見に加えて腹部超音波検査でも診察室で評価できる場合が多い．また，複数の基礎疾患

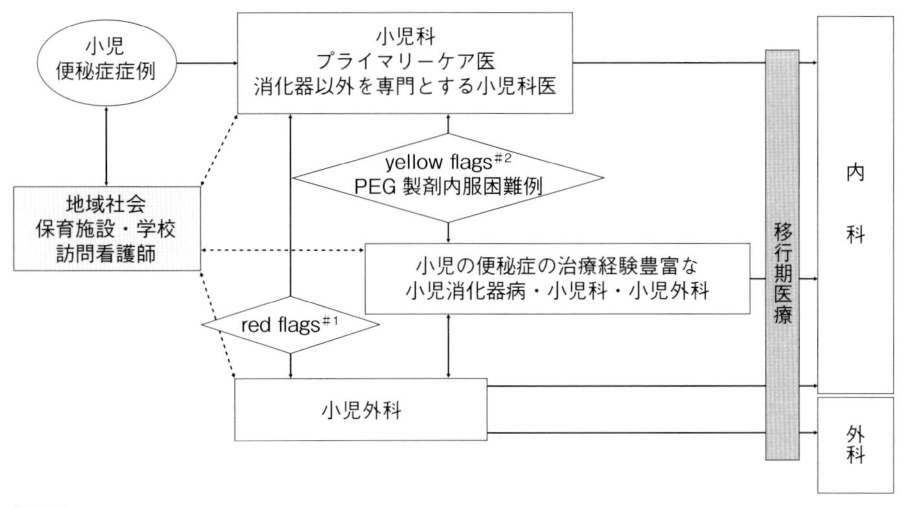

図1 小児の便秘症における連携医療

#1：red flags（表1参照），#2：yellow flags（表2参照）
PEG：polyethylene glycol（ポリエチレングリコール）

表1 便秘症をきたす基礎疾患を示唆する徴候（red flags）

胎便排泄遅延（生後24時間以降）の既往
成長障害・体重減少
くり返す嘔吐
血便
下痢（paradoxical diarrhea）
腹部膨満
腹部腫瘤
肛門の形態・位置異常
直腸肛門指診の異常
脊髄疾患を示唆する神経所見と仙骨部皮膚所見

（小児慢性機能性便秘症診療ガイドライン，2013[1]より引用）

表2 最初から薬物治療を併用する，または治療経験の豊富な医師への紹介を考慮すべき徴候（yellow flags）

A	排便自立後であるのに便失禁や漏便を伴う
B	便意があるときに足を交叉させるなど我慢姿勢をとる
C	排便時に肛門を痛がる
D	軟便でも排便回数が少ない（排便回数が週に2回以下）
E	排便時に出血する
F	直腸脱などの肛門部所見を併発している
G	画像検査で結腸・直腸の拡張を認める
H	病悩期間（または経過）が長い
I	他院での通常の便秘治療ですみやかに改善しなかった

（小児慢性機能性便秘症診療ガイドライン，2013[2]より引用）

を有する症例や自閉スペクトラム症などの発達特性のある患者では，便秘症の治療に特化して十分な診察時間を確保できることも，小児消化器病を専門とする医療機関での診療の利点といえる．

過去に病院で浣腸を施行された小児患者のなかには，“肛門のトラウマ”を抱えている症例が少なからずおり，著者自身は“肛門のトラウマ”のある患者には紹介時に新たな“肛門のトラウマ”を作らないように心がけている．「今日は浣腸しない？」と泣きながら，お尻を手でおさえて診察室に無理やり連れられてくる“肛門のトラウマ”のある症例では，無理に直腸指診をしない，経肛門的な治療を可能な限り避けるようにしている．また，慢性便秘症の小児患者の家族は，これまでにさまざまな不安や葛藤を経験し，「できるだけ便秘症の治療薬を使いたくない，くせになるのが心配，食事療法で何とか治したい」と考えている場合がある．それぞれの家族の思いを聞いたうえで，小児便秘症に関する正しい知識と治療法を説

表3　PEG3350＋E の内服困難例への対応

・電解質による塩味がある ・溶解液は水やりんごジュースをまず試すが，味覚には個人差があるので好きなジュースや飲料，冷ましたスープ，蜂蜜の添加などで好みの味に変えてよい ・食事の前，後のいずれでもよい ・下痢がつづいたら減量してよい ・薬を飲むことで，排便時痛がなくなる，すっきりうんちが出ることを子どもに伝える

PEG3350＋E：モビコール® 配合内用剤

明することに十分な時間をとるようにしている．

PEG3350＋E の発売後に，PEG3350＋E の内服困難で紹介される症例をときに経験する．当院では患者と保護者に PEG3350＋E の内服方法や効果について詳しく説明し（**表3**），再導入が可能である症例を経験している．新規に PEG3350＋E を投与する場合にも同様の説明をおこない，9割近い症例で導入が可能となっている．自閉スペクトラム症の患者では，自分の好みの溶解液がみつかると，自らすすんで内服継続できる症例もある．

3.　移行期医療

中・高校生で長期の維持療法が必要な症例では，成人の診療科との医療連携を要する．PEG3350＋E については，国内の成人において長期投与の有効性と安全性が確認されていることを説明し[3)]，薬剤の減量中止は内科の主治医と相談しながら進めていくよう指導している．炎症性腸疾患などの難病と比較して，小児期発症の便秘症患者に対する移行期医療を見据えた支援の在り方，また連携医療の現状の検証は十分とはいえず，今後の課題である．

4.　地域社会との連携

慢性便秘症を治療している小児患者では，自宅以外のトイレが苦手なために排便を我慢し，便秘症の悪循環から離脱できない，さらに保育施設や学校で漏便や便失禁を併発することがある．安心して排便できるトイレ環境を確保できるように，情報の共有が必要である．また，保育施設や学校で軟便が出ると，「便秘症の治療薬が強すぎるのではないか」と指摘されることもある．便秘症の治療中はブリストル便形状スケール（Bristol stool scale：BSS）4～5 でもよいことを，関係者に周知することも大切である．在宅医療の対象となる重度心身障がい児（者）では，訪問看護師との連携をおこなう．PEG3350＋E は胃瘻からの注入も容易であり，在宅で定期的な浣腸をしている症例などを対象に今後のエビデンスの蓄積が望まれる．

おわりに

慢性便秘症の小児患者の診療にあたるすべての医療者，保護者と家族，地域社会が，小児の便秘症は適切に治療すべき病態であるという認識を共有し，便秘症に伴う患者の苦痛を和らげ，予後を改善させる取り組みが今後とも必要である．

（中山 佳子）

文　献

1）小児慢性機能性便秘症診療ガイドライン，日本小児栄養消化器肝臓学会，日本小児消化管機能研究会編，診断と治療社，東京，2013，p30
2）小児慢性機能性便秘症診療ガイドライン，日本小児栄養消化器肝臓学会，日本小児消化管機能研究会編，診断と治療社，東京，2013，p33
3）Nakajima A, Shinbo K, Oota A *et al*：Polyethylene glycol 3350 plus electrolytes for chronic constipation：a 2-week, randomized, double-blind, placebo-controlled study with a 52-week open-label extension. *J Gastroenterol* **54**：792-803, 2019

11 在宅医療における慢性便秘症への対応

はじめに

在宅医療を受けている患者は排泄障害を呈することが多い．排泄は人間の尊厳にかかわる問題であり，患者本人のさまざまな日常生活に影響を及ぼすだけでなく，介護者のQOLをも阻害することになる．在宅介護者の90%が排泄介護をおこなっており，そのうち下痢・便秘などの排便障害は家族介護者の身体的，社会・経済的，心理的負担を増すことが報告されている[1]．そのため排便障害の状態を早期に把握し訪問看護師を中心に関係する職種が連携して対応することがとても大切である．最近では作用機序の違う新しい下剤が複数発売されており，在宅現場でうまく選択して使用することにより，よりよい排便コトントロールが得られるようになっている．

1.　在宅患者の便秘の特徴と対応

在宅患者はさまざまな基礎疾患をもつ高齢者が多く，また長期間臥床している方が多い．そのため腹筋が弱っていたり十分に腹圧をかけたりすることができないことが多い．また経口で十分に水分摂取できていないことや便秘になりやすい薬剤を内服していることも多いため便秘になりやすい（**表1**）．さらに病歴や薬歴だけでなく生活習慣や療養環境など総合的にみていくことが必要になる．在宅では便秘は患者本人のQOLだけでなく介護者のQOLを低下させることが多い．そのため単に便を排出させるだけの排便管理だけでは必ずしも患者や介護者のQOL向上に結び付かないという在宅医療特有のむずかしさがある．たとえば下剤を用いて毎日2回排便があるよりも週に2回訪問看護師が来訪したときに浣腸や摘便をおこなうことのほうが患者や介護者にとって望ましい排便管理であることも多い．訪問看護師にとっても排便管理は大きな負担となっており，在宅での医療処置実施状況（複数回答可）調査ではじつに40.3%の患者でおこなわれているという結果が報告されている（**表2**）．摘便や浣腸をおこなっていない場合でも下剤のコントロールは介護者にとってはむずかしく，便秘と下痢をくり返したり，便秘のあとに軟便から下痢になっておむつ処置など

表1　在宅患者の便秘の原因

栄養上の問題	食物繊維不足，摂取水分不足
機能的な問題	運動不足，衰弱，精神状態
二次的な問題	脊髄病変，脳血管疾患，パーキンソン病，大腸疾患，内分泌疾患（甲状腺機能低下症など）
薬物による問題	抗コリン薬，向精神薬，オピオイド，消化管抗痙攣薬

表2　訪問看護師の医療処置の実施状況

医療処置	実施状況(%)(複数回答)	医療処置	実施状況(%)(複数回答)
チューブ交換や注射	10.2	在宅中心静脈栄養	2.9
採血などの検査	8.2	在宅酸素療法	9.8
点滴	6.4	CAPD	0.4
吸引(気管吸引のみ)	11.0	疼痛緩和	9.9
吸引(口腔・鼻腔)	18.1	透析	0.2
吸入	4.0	ストーマ	4.3
酸素吸入	0.3	気管切開	9.6
人工呼吸器	5.3	モニタ測定	23.7
経管栄養	15.0	浣腸・摘便	40.3
膀胱留置カテーテル	19.3	その他	13.7
膀胱洗浄	13.6	無回答	1.1

CAPD：continuous ambulatory peritoneal dilaysis(連続携行式腹膜透析)
(よくわかる在宅看護 改訂第2版，角田直枝，学研メディカル秀潤社，東京，2016，p7より引用)

介護者に大きな負担となっていることもある．個々の患者に適した排便管理をおこなうためには排便状況や食事・水分の摂取状況，下剤の服用状況などをしっかりと検討して対応していくことが大切となる．しかし在宅医療の現場では関係する多職種が一堂に会することが少なく，患者の便の性状や回数を情報として多職種で共有することがとても大切となる．便の性状に関してはブリストル便形状スケール(Bristol stool scale：BSS)を用いて排便日誌などを記入していると情報を関係者間で共有しやすい．さらに便秘症への対処法もできるだけ患者や家族の負担のない方法を選択することが重要であり，ケアや薬剤による効果や副作用についても共有することが必要になる．

2.　在宅便秘患者の治療の実際

1) 非薬物療法

在宅患者に多くみられる弛緩性便秘の場合には生活習慣を見直し，水分を十分に摂取するように指導し，あわせて便量を増やすように食物繊維を積極的に取るように指導する．ただし腎機能や心機能が低下している高齢者では注意して指導することが必要になる．また体を動かすことも大切なため可能であればリハビリテーションなども積極的におこなう．直腸性便秘は弛緩性便秘を伴っていることが多く，摘便や坐薬が有効なことがある．直腸内に硬い便が長期に貯留することにより外痔核が腫脹して痛みが強くなり，排便を控えるという悪循環に陥ることもある．日常生活動作(activities of daily living：ADL)が低下している場合には重症化を予防するために定期的な摘便や浣腸をおこなうことも必要となる．痙攣性便秘の場合にはなるべく腸管に刺激を与えるような食事は控えめにすることが必要で，食物繊維も水溶性の食物繊維を中心としたほうがよい．ストレスが原因となっている場合もあるので精神的ケアをおこなったり睡眠を十分に取れるように配慮する．便秘症の予防には排便誘導も効果的であり，時間を決めてトイレに行く習慣をつけるということもとても重要である．

2) 薬物治療

在宅便秘患者はすでに下剤を処方されていることが多い．ほとんどの患者では塩類下剤，刺激性下剤，漢方薬を長期に服用している．それでも十分な効果が得られていない場合にピコスルファートナトリウム水和物の内服の追加や坐薬が処方されていることが多い．そのため患者，介護者も下剤の変更を提案してもなかなか同意が得ることがむずかしい．しかし近年在宅患者にも使いやすい新薬が発売されてきており，その効果について十分に説明することにより刺激性下剤などの減薬，中止をおこなってもよりよい排便コントロールが得られる症例も増えてきている．最近わが国でも使用することが可能になったポリエチレングリコール(polyethylene glycol：PEG)製剤は以前から米国で第一選択薬として使用されてきており，腸管から吸収されないことにより代謝や電解質異常などを起こしにくく投与量の調整も可能である．そのためさまざまな基礎疾患をもち代謝機能の落ちていることの多い在宅患者においても使いやすい薬剤と考えている．またPEG製剤の①便の軟化，②潤滑性を増す，③便のかさを増す，④便のかさを増すことによる大腸蠕動の促進という4つの作用も在宅患者の便秘症にとても有用であると考えている[2]．また液剤であるため経管栄養を受けている在宅患者においても使いやすく，さらに2歳以上の小児にも使用可能なため在宅で診ている医療的ケア必要児に対しても使用可能な薬剤でもある．がん患者でオピオイドを用いて在宅緩和ケアを受けている場合にはナルデメジントシル酸塩を用いることを考える．

3. PEG製剤の効果があった在宅症例

最近PEG製剤を用いて便秘症治療をおこない，効果があった症例を経験したので紹介する．症例は80歳代，男性．心不全，2型糖尿病，軽度認知症で近医に長年通院中であったが腰椎圧迫骨折にて急性期病院に入院となった．入院後，臥床時間が長くなり認知機能の低下，うつ病の発症がみられた．そのため食事摂取も進まなくなり，中心静脈栄養(total parenteral nutrition：TPN)にて栄養補給をおこなうようになった．入院生活が6ヵ月となり，患者，家族から退院しての在宅療養の希望があり，当院に依頼があった．この時点での排便管理は刺激性下剤，塩類下剤の使用で十分な排便が得られず，週に1～2回の浣腸・摘便にてコントロールされていた．退院後はなるべく経口摂取を勧めるとともに栄養剤なども併用し，TPNからの離脱を進めた．排便管理については訪問看護師が2日に1回摘便をおこなっていたが，便が硬いため痛みが強く患者は摘便のたびに訪問看護師に悪態をつく状況であった．そのためエロビキシバットを追加した．刺激性下剤を減薬して摘便は3日に1回と減少したがまだ硬い便の時もあり痛みがつづいていた．そのためPEG製剤を追加したところバナナ状の便が毎日自力で出せるようになり，患者，家族はもちろん摘便のたびに悪態をつかれていた訪問看護師にも喜ばれた．便秘の解消とともに食事摂取も進んだためTPNも終了することができた．

おわりに

在宅患者では便秘症は日常的にみられるが，腹痛や嘔吐など強い症状を伴うような場合には器質的な問題を伴っていることが多いので注意が必要である．また血便，黒色便がみられる場合には直腸指診などで内痔核や裂肛の有無などについて確認し，腸閉塞やがんなどを念頭に置いて診療することが求められる．在宅患者とって便秘はQOLの低下の大きな原因になっている．便秘の症状がつづくことによって食欲低下や腹部膨満感などを起こしたり，急激な便意が起きたり強い腹痛が起こることでますます活動性が低下することも考えられる．介護者にとっても痛みや苦痛への対応や浣腸処置など大きな負担となることも多く，便秘症にしっかり対応していくことは大切である．そのためには患者個々の便秘の状況や原因について多職種で考え患者や介護者の受け入れやすい対応法を考えていくことが求められている．現在ではさまざまな薬剤を使用することが可能になっており，きめ細かな対応ができると考えている．

（岡田 晋吾）

文 献

1) 菊地有紀，薬袋淳子，島内節：在宅重度要介護高齢者の排泄介護における家族介護者の負担に関連する要因．国際医療福祉大学紀要 **15**：13-23，2010
2) 中島淳，冬木晶子，稲生優海ほか：便秘治療薬の動向．*Pharma Medica* **35**：31-34，2017

索　引

和文

欧文

ポリエチレングリコール製剤(せいざい)による
慢性便秘症治療(まんせいべんぴしょうちりょう)のストラテジー

2020年4月10日　第1版第1刷発行©　　定価（本体3,000円＋税）

編集者●木下　芳一／清水　俊明／中島　淳／味村　俊樹

発行者●鯨岡　哲

発行所　株式会社 先端医学社
〒103-0007　東京都中央区日本橋浜町2-17-8
浜町平和ビル
電　話　(03) 3667-5656(代)
FAX　(03) 3667-5657
振　替　00190-0-703930
http://www.sentan.com
E-mail:book@sentan.com
印刷所/三報社印刷株式会社

ISBN978-4-86550-455-2 C3047 ¥3000